DR JESÚS HINN GÓÐI LÆKNIR

BETRI EN LÆKNISFRÆÐI

I0503654

DR JESÚS HINN GÓÐI LÆKNIR

Rithöfundurinn Jeff Smith

Gefið út af JM Smith Publishing
jks1227@yahoo.com

Tileinkun

Ég hef verið veik margoft og það voru þeir sem hjálpuðu mér. Læknar og fjölskylda og vinir voru þar og án þeirra væri ég ekki að gróa.

Ég var með besta lækninn í bransanum. Þetta var læknir Jesú og ég þakka góðum lækni fyrir lækningu hans máttur.

Án góðs læknis hefði ég aldrei læknast af neinum veikindum.

LÆTUR greina veikindin

Þegar þú verður veikur Hvað gerir þú? Ég segi flestir ná til þeirra flösku af aspiríni og taka tvær og   leggja síðan niður.

Flestir vona að tíminn einn muni græða þá og kannski þurfa þeir að gera ekki meira. Þeir hafa gert starf sitt. Kannski hafa einhverja kjúklinga súpu og hringja í vini sína eða bóka á netinu þetta er ekki góður dagur fyrir þá.

Einkennin versna almennt áður en þau ná bata. Þetta veldur því að við endurmetum það sem er   rangt hjá okkur.

Hefurðu verið veik áður?   Mörgum sinnum er ég   viss . Hvað læknaði þig? Var farið að hitta lækni?

Af hverju líður okkur þannig? Af hverju verðskuldar ég þetta? Ég á það sem ég ætti að gera núna en get það ekki.

Mun Greining okkar eða inntak frá vinum hjálpa okkur? Kannski verður það sumt en við erum enn veik. Heimili úrræði og yfir gegn lyfin getur auðveldað einkennin en við verðum að þola þetta.

Til að ná vel til hvers þurfum við ? Það hlýtur að vera eitthvað til að láta mér líða betur. Líkami minn verkjar og hugar sárt. Eftir því sem tíminn líður á það virðist ekki ná bata. Á ég að gefast upp? Ég vil ekki gefast upp en ekki miklar vonir í augnablikinu.

Hér slær góði læknirinn í salinn. Jafnvel þótt þú lofir ekki að hann muni borga þér heimsókn. Þegar hann er í herberginu sjálf Greining okkar getur hætta.

Hafðu í huga að við höfum verið veik í stutta stund. Af hverju kom hann ekki fyrr? Jæja hann var þarna allan tímann og þú sást hann ekki. Hann hefði átt að vera fyrsta hugsun þín, ekki síðara hugsun.

Við viljum þjálfa þig í að kalla á hann þegar illa fer.

Mun hann hjálpa þér? Já hann mun... Í hvert skipti. Hann er kannski eini læknirinn sem gerir hússímtöl.

Leyfðu mér að segja eitthvað um læknanema. Þeir eru sumir af mikilvægustu fólki og flestir sérstakir á jörðinni en þeir vinna fyrir góðan lækni.

Augnlæknirinn minn sagði mér nýlega að "Jesús gerir það allt. Ég er einfaldlega það hljóðfæri sem hann notar. " Þetta er vel menntaður maður sem hefur tekið þátt í mörgum heilsufræðum.

Það er hugsanlegt að okkar eigin Greining geti hæglega lækað lækna. Við ættum fyrst að leita að Dr. Jesus og það mun flýta ferlinu.

Þú þarft Jesú en hann þarfnast þín líka.

Punkturinn í þessari bók er að fræða þig um að ná til Jesú áður en þú nærð í lyf. Þú gætir þurft lyf, en Jesús er besta lyfið sem þú munt einhvern tíma finna.

4

Ég vona að þú hafir samþykkt Jesú, en jafnvel þótt þú hafir ekki hann er þar til að hjálpa þér og hjálpsama mannkyninu. Hann elskar alla og verður læknir að öllu. Vitandi að hann er það ætti að minnka líkamlega sársauka.

Ég hef orðið vitni að þessu. Ég sá konu á sjúkrahúsi sem hafði ekki hreyft sig í daga og var stynur í sársauka. Þá situr hún uppi og brosir og Hollendingar "þarna er hann. Jesús er þarna . .. Geturðu ekki séð hann? " Ég trúi að Jesús gerir sjúkrahús símtöl á hverjum degi. Hann hefur kannski verið fyrsti Chaplain sögunnar.

Jesús er kannski sá eini sem er læknir og Chaplain líka.

Þú þarft ekki að hafa hann skráða á vátryggingarspjaldinu þínu. Það er enginn frádráttarbær eða co Pay vegna.

Þú fékkst þetta gagn einfaldlega af því að fæðast.

Áttir þú skilið þetta gagn? Nei. Ekkert okkar á skilið þetta en það er til alvöru hagur.

Þú getur ekki tapað tryggingakortið. Stefnan haldist óbreytt. Í rauninni færðu fulla umfjöllun þótt þú hafir ekki stefnu. Segðu það við vátryggingarsölumann. Segðu öllum frá þessari heilsustefnu. Þú gætir þurft að segja þeim það tvisvar sem þeir trúa kannski ekki fyrsta

Tilkynning.

5

HVERNIG Á AÐ MEÐHÖNDLA VEIKINDIN

Fyrsta hluti ráðleggingarinnar sem við

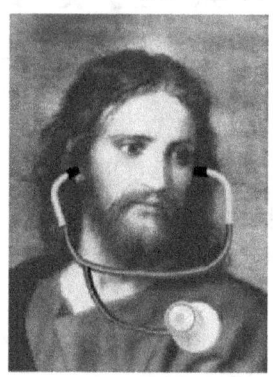

höfum er að gleyma **pic2** greiningu. Reyndu að átta þig ekki á því. Treystu á góðan lækni.

Þessi maður veit hvað hann er að gera. Treystu mér. Hann hefur alla þá reynslu og þekkingu sem nauðsynleg er til að koma fram við þig. Hann þarf ekki sjúkrabækur eða próf frá tilraunastofunni. Treystu mér í að vita að þú sérð hann ekki á rúmhliðinni en hann er þar. Hann getur verið á mörgum sængurlegu á sama tíma og hann þarf hvorki skrá né graf til að viðhalda læknisfræðilegum skyldum sínum.

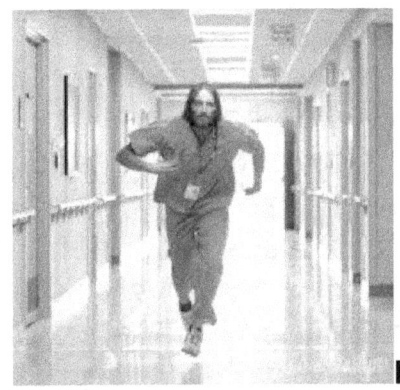

PIC 3

Góði Læknirinn er í fljótu bragði að ná til þín. Það er staðreynd

Ég spurði lækninn hversu oft ætti ég að biðja? Hann sagði mér "einu sinni á dag." Byrjaðu bæn þína þegar þú vaknar og ekki hætta að biðja fyrr en þú ferð að sofa á nóttunni.

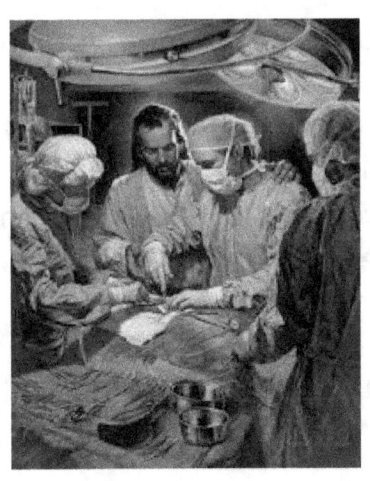

Pic4

Á meðan þú sefur getur hann verið að

7

gera andlega eða líkamlega skurðaðgerð einhvers staðar.

Ég var veik og hann gekk inn í herbergið mitt klæddur sem læknir. Ég sagði "halló Doc" held að hann kunni að vera kallaður þessi og kunni að ég þekkti hann sem góðan lækni. Ég spurði hann hvers konar meðferð hann hefði mælt með? Hann sagði mér sömu meðferð við öllum veikindum. Hann sagði að læknisfræði og læknar séu öllum mikilvægir. Hann sagði alla lækna vinna fyrir hann. Hann sagði í stað pillur þrisvar sinnum á dag að biðja til hans þrisvar á dag. Hann kvaðst kalla á hann stöðugt á veikindunum. Hann sagði líka að kalla á hann stöðugt þegar við líða vel sem að geta haldið okkur frá því að veikjast.

Ég spurði Dr. Jesus hvort hann myndi skrifa lyfseðil fyrir mig. Hann sagði að lyfseðillinn væri þegar til staðar og að ekki væri lyfseðill nauðsynlegur fyrir bæn.

Ég spurði gæti ég ofskömmtunar á þessum lyfseðli? Hann sagði að ef hann ávísaði bæn þrisvar sinnum á dag og ég bað 1000 sinnum á dag sem var í lagi.

Treysta á hann til að meðhöndla veikindin. Fylgja orði hans og Bati verður fljótari.

GET ég verið á Læknastarfsfólkinu?

Ég spurði hinn góða lækni þessa spurningu. Hvar fæ ég leyfi til að vera á læknastarfsfólkinu þínu? Hann sagði mér að lesa handbókina eins oft og hægt er. Hann sagði við lestur handbókarinnar daglega.

Ég spurði lækninn "Hvað heitir þessi handbók sem þú ert að segja mér um?" Hann svaraði " Biblíunni. "

Til að fá opinberlega leyfi verð ég að gefa honum líf mitt og ef ég geri það er ég opinberlega meðlimur í Team Jesus. Þú þarft ekki ár læknanema, en einu sinni á starfsfólkið byrjar ára vinnu og stöðugri þjálfun. Óháð aldri verður þú stöðugt að leita þekkingar hans og leiðtogahæfileika.

Ég spurði lækninn hvernig ég gæti meðhöndlað sjúklinga. Hann sagði að byrja á heimilinu og biðja fyrir öllum á heimilinu. Komdu í bílinn þinn og Biddu fyrir alla sem þú sérð. Ekið af spítala og stoppað. Biðjið fyrir alla á spítalanum. Biðjið fyrir starfsfólkið á spítalanum. Mundu að þeir vinna fyrir mig sem hann sagði. Fylgstu með fréttum og biðjum fyrir því að allir taki þátt í sögunum sem þeir segja. Biðjið fyrir leiðtoga okkar að þeir verði heilbrigðir. Biðjið fyrir fólki sem ykkur kann að líkar ekki. Mundu að ég er að vinna í þeim og þú ert félagi minn núna og liðsfélagi.

Hugsaðu um alla sem hafa farið yfir leiðina þína í ævi þinni og biðja um að þeir séu heilbrigðir í líkama og anda. Vita ef þeir hafa staðist á, að við séum með frábært heilbrigðiskerfi þar. Það er enginn sjúkdómur á himnum. Hvers vegna? Hann sagði að ein ástæðan væri allar bænir gefnar meðan á jörðinni meðal margra annarra ástæðna.

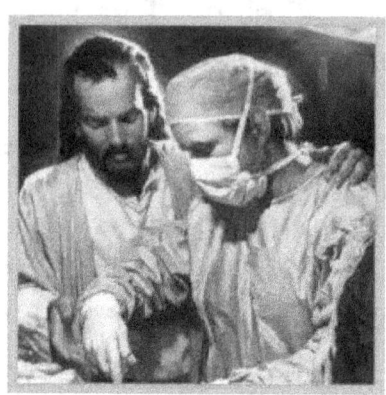

Pic5

Ath ég er að reyna að skrifa og Læknirinn mun ekki taka pásu. Hann er að gefa mér innsýn en aldrei hættir störfum hans í smástund.

Ég myndi vilja ráða þennan mann en hann sagði að hann myndi þjóna fyrirtækinu mínu í ráðgefandi getu. Hann sagði að engin spurning væri af mörkum. Einn af heilsufarskostum hans er ef hugur okkar fer á svæði þar sem við ættum ekki að vera, að hann muni leiða okkur á betra svæði eða gróðri pastamanna. Hann sagði í handbókinni sem hann lýsti áðan fjallarum þetta .

Ég spurði hann hvað get ég gert um fólk

10

sem   trúir öðruvísi en ég? Hann sagði biðja fyrir þeim og hann sagði að fólk geti komið   í dyrnar hjá mér og talað við mig einhvern tíma sem þeir vilja. Hann sagði "Ég mun gera tíma fyrir þá og ég kann að gefa þér hugsanir til að hjálpa mér með þeim."

Ég er að læra svo mikið af góðum lækni og hann mun bregðast þér líka. Spurðu mig eða einhverja kristna um númerið hans. Ég er ekki viss um að hann hafi email en hann mun lesa eitthvað sem þú skrifar.

Ég var með ljósmyndara í boði þegar hann gaf   mér eintak af handbókinni.

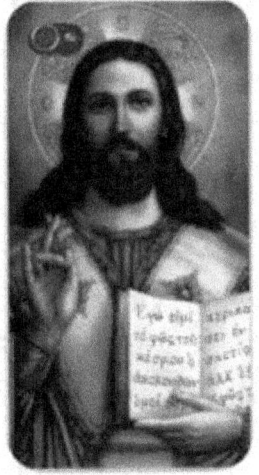

Pic 6

Eitt sem læknirinn hefur gaman af ef þú gefur afrit af þessari handbók til eins margra "sjúkrasjúklinga" eins og þú getur.

Þetta gæti jafnvel valdið þér að vinna sér inn meistaragráðu frá góðum lækni.

LETS SKOÐAÐU þessa handbók

Hvað með þessa handbók sem ég heyri? Þeim blaðamönnum sem brutu sögurnar í handbókinni. ARe þeir löggiltir fréttamenn? Ég hef heyrt að þau hafi öll haft mikinn trúverðugleika og fengið þá þjálfun sem nauðsynleg er til að vera hæfur fyrir stöðu sína.

Forvitni mín er að ná bata af mér.   Ég hef lesið handbókina oft og alla nýja tíma sem ég les ég fæ nýja innsýn í alla hluti.   Kannski er það ástæðan fyrir því að handbókin er nefnd lifandi orðið. Mín skrif eru ekki lifandi   orð en þá er ég ekki góði læknirinn.

Eru einhverjar sögur í handbókinni sem lýsir góðum lækni að gera læknisstörf? Ég veit að hann er sonur Guðs, en læknir líka? Er hann í raun læknir líka?

Við   vitum að Jesús er heilandi sál og líkama, og nýja testamentið er að upphefja með reikningum af   undursamlega verkum hans. En hvernig gerum við greinarmun á Jesú sem Healer og Jesú sem lækni? Ég mun fara með tvær hendur í hönd og eru eins.

Eins og við höldum áfram með hugleiðingar okkar um nöfn og titla Jesú, viljum við hugsa svolítið í dag, endurspegla svolítið í dag, um Jesú sem lækni. Nú, eins og   titill sem þú finnur ekki þetta-Hvernig getur þú sagt? —

12

beint í ritningarvers. Þú hefur vissulega starfsemi Jesú sem lækna, sem sá sem læknar, sem læknir. Hann hefur áunnið sér titilinn góði læknirinn.

Eftir að hann er skírður í Jórdaníu, eftir að hann er freistað í eyðimörkinni, kemur hann út til mannfjöldi fólksins, og hann fer um lækningar alla hætti sjúkdóma þeirra, og það jafnvel skráir þá: flogaveikilyf og vitfirringar og bráð og allt þetta fólk sem þjáist .

Nú, No o n EC a nr e a DT hann nýja testamentið — Matthew, Mark, Luke, fyrir víst — án þess að sjá hvernig Jesús er heilun nánast á hverri síðu, fyrirgefa syndir, lækna sálir og líkama, líf fólks. Og þá í St. John ' s Gospel þar sem þú hefur heilsu Jesú kallað "merki," þar sem hann læknar barnið af the Centurion. Hann læknar lömbum á græðandi stað Bethesda; Hann læknar manninn sem fæddist blindur. Og að sjálfsögðu er fullkominn heilun endurreisnin til lífsins Fjögurra daga dauðans lík Lazarus.

En það sem við viljum sjá núna, mjög, mjög beint og mjög einfaldlega, er að Jesús hefur græðandi mátt. Hann er læknir. Hann græðir. Hann læknar líkamssjúkdóma. Og þeir eru taldir upp. Ég hef nú þegar skráð hvernig það segir í Ritningunni að [hann læknaði] "á hvern hátt sjúkdómur," segir það, að þeir komu til hans. Ég trúi því að [sé] í fagnaðarerindi Matthildar, þar sem þeir segja jafnvel í upphafi

13

hvað þetta voru, hvers konar lækna sem hann gerði í raun.

Þegar við Lítum á Jesú sem healer, það er margt sem við verðum að skilja, að við getum nefnt eins og við gerum þessa tilteknu hugleiðslu. Í fyrsta lagi, í Ritningunni er mjög ljóst að manneskjur hafa sjúkdóma í huga og líkama, af sál og holdi sínu, vegna syndar. Það er þetta algerlega ontological, lífræn tengsl milli ills og sjúkdóma. Í Genesis-reikningum er það auðvitað eitt af þeim punktum sem eru gerðir. Þegar Adam og Eva eru í paradís og eru hlýir Guði og eru að njóta lífsins í garðinum, það er enginn sjúkdómur; það eru engin veikindi; það er engin sorg; það er engin þjáning; en þegar þeir brjóta samfélag við Guð, þegar þeir eru kastað úr paradís, þá eru steypir inn í heim sjúkdómsmynd, og jafnvel hryðjuverk.

Þetta kemur aftur fram í handbókinni sem ég hef nefnt margoft. Að lifa eftir orði Jesú getur verið betra en að taka lyf. Það er allt lið í þessari bók.

Þessi dauði er til. Við erum búnir að vera synir Guðs. Adam er kallaður Sonur Guðs, en við deyjum eins og allir skepnur af vellinum. Við bara jaðar eins konar dýr, en krafa er: það er vegna þess að brjóta samfélag okkar við Guð , með óhlýðni boðorðanna. Og hér er Ritningarkennslan mjög skýr: Ef við höldum boðorð Guðs og við verðum í samfélagi við Guð og lifum með anda Guðs, þá hefðum við vald yfir öllum illum anda og yfir öllum sjúkdómi

14

og öllum veikindum. Við myndum geta haldið [okkur sjálfum] lifandi, en ekkert okkar getur gert það. Í gegnum Jesú getum við sigrað dauðann en aðeins í gegnum hann og gefið líf okkar honum. Þetta er eina leiðin til að sigrast á veikindum og dauða.

Og þegar hann er krossfestur, þá taí hann jafnvel hann og segir, "gat ekki þessi maður, sem [hefur] opnað augu blinda, haldið sig frá krossfestum?" Og svarið er: auðvitað gæti hann haft, en eina leiðin sem hann gat að lokum læknað heiminn, og græða alla sjúkdóma manna og ala upp hinn látna, þar sem dauðinn kemur vegna sjúkdóma og hryðjuverk og ofbeldi mannlífsins, eina leiðin sem hann gat til að fullkominn er með því að skylnast það í mjög kjarna þess og á mjög algerlega sínum og í mjög rótum þess, með því að deyja sjálfur. Hann tekur það á sig og hann læknar það allt með eigin blóði. Hann eyðileggur allt myrkur og sjúkdóma með því að   þola allt sem þrengir og þjáðir sjálfan sig. Góði læknirinn vissi að hann var að setja út Andleg lyf fyrir alla og að standast í gegnum alla tíma. Aftur þetta er sönnun hann er góður læknir eins og hann getur sigrast á veikindum.

Það er vissulega kennsla heilags Ritningarinnar, af gömlu og nýju [testamenti], að aðeins Guð hefur græðandi kraft. Manneskjur hafa ekki lækningavald. Manneskjur hafa lækað kraft aðeins í gegnum náð Guðs, og vissulega í Biblíunni, þú hafa spámennina sem voru læknar, en þú hefur postular, einnig Krists, sem gera lækna. Ég segi að eini græðandi   máttur   sem við höfum í dag er í gegnum bæn til góðs læknis. Mundu að hann ávísaði þessu.

Hvað með lyfseðil frá góði lækninum? Hefurðu séð einn?

LYFSEÐILS TIL AÐ NOTA Á HIMNUM
APÓTEK EINS OG MÆLT ER FYRIR UM
DR. J CHRIST MD
YFIRLÆKNI

Pic7

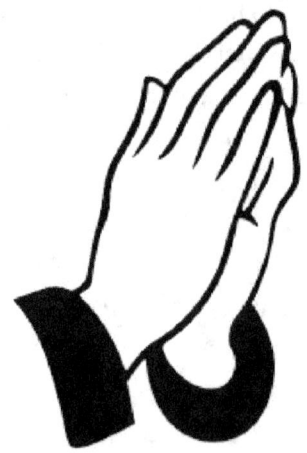

BÆN AÐ LÁGMARKI ÞRISVAR SINNUM Á DAG
MÁ TAKA MEÐ EÐA ÁN VATNS MÁ TAKA MEÐ
EÐA ÁN MATAR
EF AÐ BIÐJA UPPHÁTT EKKI AÐ HAFA
MUNNFYLLI AF MAT EÐA VATNI
ÞETTA MUN FLÝTA LÆKNINGU

Geymið lyfseðilinn handhægur. Það er endurgert. Þú mátt deila þessum lyfseðli með öðrum.

Hann er ekki Mergur maður. Það er allt punkturinn. Hann kemur ekki fram á síðum ritninganna sem mergjaður maður. Enginn guðspjöllin sýnir hann sem mergjaður maður. Hann er læknir.

Guð einn er læknir sálar okkar og líkama, og svo Kristur er læknir sálar okkar og líkama, og hann sýnir að í mannkynssögunni af mannlegu athæfi hans. Hinn kristni, bæði guðlega og mannlega, hann græðir okkur. Þannig að hver sem getur gert undursamlega, kraftaverk sem sýnir kraft Guðs, gera það með bæn, með trú, með náð, ekki af eigin persónu eða eigin krafti. En Jesús er mjög máttur Guðs; það er einn af titlum. Hann er máttur Guðs.

Annað sem við ættum að nefna þegar við hugsum um lækna er að það eru læknar meðal manna sem hafa þann sérstaka söngtexta að vera læknir, og læknar eru Blessaðir í heilögum ritningu. Þeir eru örugglega Blessaðir.

Frá ritningunum hefur hann sagt lækninum frá heiðurinn vegna hans, í samræmi við þörf þína á honum, fyrir Drottin skapaði hann. Fyrir lækningu kemur frá mestu Háttunum. Og hann mun fá gjöf frá konungi. Kunnátta læknis lyftir upp höfðinu, og í návist mikilla manna er hann dáðist. Drottinn skapaði lyf úr jörðinni, og skynsamur maður mun ekki fyrirlíta þá. Var ekki vatn gert sætt með trénu í því skyni að máttur Guðs gæti verið þekktur? Hann gaf mönnum kunnáttu til að verða dýrðlegur í undursamlegu verkum hans. Hjá þeim græðir hann og tekur í burtu sársauka. Lyfjafræðingurinn gerir af þeim lyf, samsett. Verk hans verða aldrei kláruð, því að frá honum er heilsa á jörðu.

Sonur minn, þegar þú ert veikur, ekki vera vanrækslu, heldur biðja til Drottins og hann mun græða yður. Gefðu upp galla og Beindu höndunum að þér. Hreinsa hjarta þitt af allri synd. Bjóða upp á ljúfa lykt, minningarhluta úr fínu hveiti. Hella olíu á bjóða, eins mikið og þú getur efni, og gefa lækni stað hans, því að Drottinn skapaði hann. Láttu hann ekki yfirgefa þig, því að þörf er á honum. Það er tími þegar velgengni liggur í höndum lækna, því að þeir munu líka biðja til Drottins, að hann muni veita þeim velgengni í greiningu og lækningu fyrir sakir þess að varðveita lífið.

Jesús, hins vegar, getur gefið lækningu við manneskju-geðlækningar, Andleg heilun, líkamlega heilun, líkamlega lækningu-fyrir suma fullkominn tilgangi hjálpræðis. Og hér er kennslan mjög skýr í nýja testamentinu, að ef Jesús gerir aldrei lækningu bara til að sýna af... Jesús var ekki trú-heilandi í þeim skilningi.

Geta læknar bjargað þér? Læknar gætu bjargað þér, en læknar geta ekki bjargað þér á endanum. Og ef læknar, læknar, geta bjargað þér viðureignar, lækna þig af sjúkdómum með svokölluðum náttúrulegum hætti, það er vegna þess að þeir vita, með rannsókn sinni, með vitsmuni þeirra, með krafti gefið þeim af Guði, hvernig á að meðhöndla veruleika og   lyf og ýmis efni og hvernig á að skera með hnífum í skurðaðgerð og nota tæknibúnað. Guð gefur þeim krafta til fólks til að geta gert það, og það er hvers vegna læknar eru lofuðu. Jesús hefur oft unnið verk sitt í gegnum lækna. Flestir læknar munu segja að þeir sæki styrk sinn frá honum .

Konan mín fer til læknis og það fyrsta sem hann gerir er að biðja. Það eitt og sér lætur henni líða   betur og þetta   er gjöf frá góðlækninum.

Tvennt verður þó að segja um það. Númer eitt er: að kraftur kemur frá Guði. Jafnvel þótt þú hugsar um það sem hreinlega náttúrulega. En á sama tíma, það er ekki neitt sem er eingöngu eðlilegt. Náð Guðs tekur þátt í öllu.

Eitt er víst í dag: heilun er aðeins fullkominn í aldri til að koma, og Guð einn er Healer. Og heilun er ekki endalok í sjálfu sér; Það er fyrir dýrð Guðs, hjálpræðis sálar — okkar eigin og annarra [fólks]. Og mikil ráðgáta er starfa hér á sviði lækninga. En Healer er Guð, Healer Kristur, einn eini læknir með

19

ákveðið   grein: læknir   er
Jesús   Kristur, Drottinn okkar. Og
svo, Jesús sem læknir er ein af þeim leiðum,
sem við að takast á við hann, biðja til hans,
tilbiðja og dásama hann og prédika og kenna
honum,   samkvæmt
fornum og ritningunum.

Lestu í gegnum handbókina og sjáðu hvort
þú færð einhverja innsýn sem mér er gefin.
Jesús mun sýna þér margt til þín með því að
eyða tíma í handbókinni.

GÓÐI LÆKNIRINN Í RITNINGUNUM

Exodus 15:26

Og hann sagði: "ef þú munt gefa gaum að
rödd Drottins Guðs þíns og gera það sem er
rétt í sjónum hans, og gefa eyra til boðorða
hans og halda öllum lögum hans, mun ég setja
ekkert   af þeim sjúkdómum á þig, sem
ég hef sett á Egypta; því að ég, DROTTINN, er
þinn heilari. "

Sálmarnir 147:3

Hann læknar hinn brotlega og bindur upp
sár sín.

Matt 9:12

En þegar Jesús heyrði Þetta sagði
hann, "það er ekki þeir sem eru heilbrigðir sem

20

þurfa lækni, en þeir sem eru veikir.

Merkt 2:17

Og heyra þetta, Jesús sagði við þá, "það er ekki þeir sem eru heilbrigðir sem þurfa lækni, en þeir sem eru veikir; Ég kom ekki til að kalla hina réttlátu, heldur syndara. "

Lúkas 5:31

Og Jesús svaraði og sagði við þá, "það er ekki þeir sem eru vel sem þurfa lækni, en þeir sem eru veikir.

Lúkas 4:23

Og hann sagði við þá, "enginn vafi að þú verður að vitna í þetta orðtak til mín," læknir, lækna þig! Hvað sem við heyrðum var gert á Capernaum, gera hér í heimabæ þínum eins og heilbrigður. ' "

Hosea 6:1

"Komið, Lát okkur snúa aftur til DROTTINS, því að hann hefur rifið okkur, en hann mun lækna okkur. Hann hefur sært okkur, en hann mun sárabót.

Biblían talar oft um kraftaverk heilun með verk Jesú Krists og trú á Guð. Drottinn okkar er fær um að veita þægindi og lækningu fyrir þig og ástvini þína.

Þegar þú ert gagntekinn af

21

heilsufarsvandamálum, slæmum fréttum eða sambandi, getur orð Guðs verið uppspretta þíns yfirnáttúrulega hjálpar. Ekki gefast upp! Guð lofar meiri hluti í verslun-framtíð fyllt með loforð og von! Þetta safn Ritninganna um heilun mun veita hvatningu, styrk og þægindi þegar þú leggur áherslu á græðandi kraft Guðs.

Að biðja ritningarnar aftur til Guðs er dásamleg leið til að einbeita sér að loforðum hans og ráðstöfunum. Þú getur beðið þessa biblíu vers út-hátt yfir líf þitt, veikindi og ástvini þína. Auk þess er hér stutt bæn fyrir lækningu sem þú getur notað: faðir, Hjálpaðu mér að halda einbeitingu minni við þig þegar Sársaukinn og meiðsl er yfirþyrmandi. Hjálpaðu mér að vera trúlaus og að sjá það góða og blessanir sem umlykur mig. Endilega Styrkið hug minn, hjartað og líkamann og lækaðu mig í dag. Megi heilagur andi leiðbeina mér í friði og huggun í dag. Amen. "

ÞRÓAÐU þína eigin bæn sem þú getur afnumið á Will. Starfi og þróa þetta. Mundu að hann gaf þér lyfseðil fyrir bæn.

HEILBRIGÐ KRAFTAVERK JESÚ

Heilbrigt Biblían vísur

Biblían talar oft um kraftaverk heilun með

verk Jesú Krists og trú á Guð. Drottinn okkar er fær um að veita þægindi og lækningu fyrir þig og ástvini þína.

Þegar þú ert gagntekinn af heilsufarsvandamálum, slæmum fréttum eða sambandi, getur orð Guðs verið uppspretta þíns yfirnáttúrulega hjálpar. Ekki gefast upp! Guð lofar meiri hluti í verslun-framtíð fyllt með loforð og von! Þetta safn Ritninganna um heilun mun veita hvatningu, styrk og þægindi þegar þú leggur áherslu á græðandi kraft Guðs.

Ritningarnar um líkamlega lækningu

Það er augljóst í gegnum bæði gamla testamentið og nýja testamentið Ritningarvers að Guð hefur kraft til að lækna líkamlega líkama okkar. Kraftaháttarheilsanir gerast enn í dag! Notaðu þessa biblíu vers til að tala við Guð um sársauka þinn og til að fylla hjarta þitt með von.

"Lækið mig, ó Drottinn, og ég mun læknast; Bjargaðu mér og ég mun frelsast, því að þú ert sá sem ég lofa. "~ Jeremiah 17:14

"Er einhver meðal ykkar veikur? Lát þá kalla öldunga kirkjunnar til að biðja yfir þeim og smyrja þeim með olíu í nafni Drottins. Og bæn í trú mun gera sjúka einstaklinginn vel; Drottinn mun Lyfta þeim upp. Ef þeir

23

hafa syndgað, verður þeim fyrirgefið. "~ James 5:14-15

"Hann sagði:" ef þú hlustar vandlega á Drottin Guð þinn og gerir það sem er rétt í augum hans, ef þú borgar eftirtekt til skipanir hans og halda öllum sínum, mun ég ekki Færa yður neina af þeim sjúkdómum sem ég leiddi á Egypta, því að ég er Drottinn, sem læknar þ. ~ Exodus 15:26

"Tilbiðja Drottin Guð þinn, og blessun hans verður á mat og vatni. Ég mun taka í burtu veikindi frá þér... " Exodus 23:25

"Svo óttast Eg ekki, því að ég er með yður; ekki vera ónáðugur, því að ég er Guð þinn. Ég mun styrkja þig og hjálpa þér; Ég mun halda yður við réttláta hægri hönd mína. " ~ Jesaja 41:10

"Vissulega tók hann upp sársauka okkar og Bar þjáningar okkar, en við íhuguð hann refsað af Guði, reri   af honum og þjáðist. En hann var níddur fyrir brot okkar, hann var skorinn fyrir misgjörðir okkar. refsingin sem færði okkur frið var á honum og af sárum hans erum við gróin. "~ Jesaja 53:4-5

"En ég mun endurheimta þig til að heilsa og græða sár þín," lýsi DROTTINN "~ Jeremía

"Sjá núna að ég sjálfur er hann! Það er enginn Guð fyrir utan mig. Ég lagði til bana og ég kem til lífsins, ég hef sært og ég mun græða, og enginn getur afhent úr hendi mér . "~ deuteronomy 32:39

"ef fólkið mitt, sem heitir af mínu nafni, mun auðmýkja sig og biðja og leita andlits míns og snúa frá ranglátum leiðum, þá mun ég heyra af himni, og ég mun fyrirgefa synd þeirra og mun græða landið þeirra. Nú verða augu mín opin og eyrun mín gaum að bænunum sem í boði eru á þessum stað. "~ 2 Chronicles 7:14-15

"Þú endurheimtir mig til heilsu og lætur mig lifa. Það var víst fyrir minn hag að ég þjáðist af slíkum angist. Í kærleika þínum hélt þú mér frá píslarvölu tortímingar; Þú hefur sett allar syndir mínar fyrir aftan bak. "~ Jesaja 38:16-17

"Ég hef séð lifnaðarhætti þeirra, en ég mun lækna þá. Ég mun leiðbeina þeim og endurheimta huggun til syrgjenda Ísraels, að búa til lof á vörum sínum. Friður, friður, að þeim langt og nálægt, "segir DROTTINN. "Og ég mun lækna þá." ~ Jesaja 57:18-19

"Engu að síður mun ég koma heilsu og lækningu að því; Ég mun græða fólk mitt og mun leyfa þeim að njóta ríkulegu friðar og öryggis. "~ Jeremiah 33:6

"Kæri vinur, ég bið þess að þú gætir notið góðrar heilsu og að öllum megi fara vel með þig, jafnvel eins og sál þín sækist eftir vel." ~ 3 Jóh 1:2

"Og Guð minn mun uppfylla allar þarfir þínar samkvæmt auðæfi dýrð hans í Kristi Jesú." ~ Filippíumenn 4:19

"Hann mun þurrka sérhvert tár úr augum þeirra. Það verður ekki meiri Dauði "eða sorg eða gráta eða sársauka, því að gamla röð af hlutum hefur liðið." ~ opinberanir 21:4

Andleg og tilfinningaleg Heilög Ritningar

Synd, misnotkun, vanræksla, höfnun, svik... Öll valda miklum tilfinningalegum og andlegum verkjum sem meiða alveg eins og líkamlegur sársauki gerir. Guð, mikill læknir okkar getur alveg læknað hjörtu okkar og binda sár okkar, lækna og gera okkur heit. Andleg og tilfinningaleg heilun er oft ferli með skrefum sem við þurfum að setja aðgerð á bak við. Notaðu eftirfarandi Biblíuvers til að leiðbeina hjarta þínu og huga í átt að fullum bata.

"Sonur minn, borga eftirtekt til þess sem
26

ég segi; Snúðu eyranu að orðum mínum. Ekki láta þá úr augsýn þinni, halda þeim í hjarta þínu; því að þeir eru líf til þeirra sem finna þá og heilsu til einn heilan líkama. "~ Prosagnorð 4:20-22

"Glaðlegt hjarta er gott lyf, en krassandi andi þornar upp í beinin." ~ Prosagi 17:22

"Það er tími fyrir allt, og árstíð fyrir alla starfsemi undir himnana: tími til að fæðast og tími til að deyja, tími til að planta og tími til að upprót, tími til að drepa og tíma til að græða, tíma til að rífa niður og tíma til að byggja, tíma til að gráta og tíma til að hlæja, tíma til að syrgja og tíma til að dansa, tíma til að dreifa steinum og tíma til að safna þeim, tíma til að faðma og tíma til að forðast að faðma "~ Ecclesiastes 3:1-8, tími til að leita og tími til að gefast upp, tími til að halda og tími til að kasta frá sér, tími til að stríða og tími til að Mend, tími til að vera þögull og tími til að tala, tími til að elska og tími til að hata, tími til að stríða og tími til friðar."

"DROTTINN, vertu vinsamlegur við okkur. við langt fyrir þig. Verið styrkur okkar á hverjum morgni, hjálpræðið okkar í tíma neyð. "
~ Jesaja 33:2

"Því játum við syndir yðar til hvors annars og biðjum fyrir hvort öðru svo að þér

27

megi gróa. Bæn réttlátrar manneskju er öflug og árangursrík. "~ James 5:6

"Hann sjálfur Bar syndir okkar í líkama sínum á krossinum, svo að við gætum dáið til syndanna og lifað fyrir réttlæti. "með sárum sínum hefur þér verið bjargað." ~ 1 Pétur 2:24

"Friður ég færi með yður; minn frið gef ég þér. Ég gef yður ekki eins og heimurinn gefur. Ekki láta hjörtu ykkar vera vandræðalaust og hræðast ekki. " ~ Jóhann 14:27

"Komið til mín, Öll þið sem eruð þreyt og byrst, og ég mun gefa ykkur hvíld. Farið með mig á yður og lærið af mér, því að ég er blíður og auðmjúkur í hjarta, og þú munt finna hvíld fyrir sálir yðar. Fyrir mitt ok er auðvelt og byrði mín er ljós. "~ Matthew 11:28-30

"Hann gefur styrk til þreyju og eykur kraft hinna veiku." ~ Jesaja 40:29

"Engin Freisting hefur yfirtekið þig nema hvað er algengt hjá mannkyninu. Og Guð er trúr; Hann mun ekki láta þig freistast umfram það sem þú getur borið. En þegar þú ert freistast, mun hann einnig veita leið út svo að þú getir þola það. "~ 1 Kor 10:13

28

Heilbrigð vers úr Sálmum

Bók sálma er safn af   græðum, bæn og lof. Höfundar hvers kafla Upplifðu alla baráttu, hugarafl og ótta hugmyndalausan. Þetta safn huggunar vers mun hjálpa þér í átt að heilum og heill heilun. "Þá hrópuðu þeir til Drottins í vandræðum sínum,   og hann bjargaði þeim frá neyð þeirra. Hann sendi út orð sín og læknaði þá; Hann bjargaði þeim frá gröfinni. Lát þá þakka Drottni   fyrir óbilandi kærleika hans og   hans dásamlegu verk fyrir   mannkynið. "~ sálmur 107:19-21" Drottinn Guð minn, ég kallaði til þín hjálp, og þú læknaði mig. "~ Sálmar 30:2

"Hinir réttlátu gráta út og DROTTINN heyrir þá. Hann afhendir þeim öll vandræði sín. DROTTINN er nærri hinum brotlega og sparar þeim sem eru kramdir í anda. Hinn réttláti maður kann að hafa mörg vandræði, en DROTTINN afhendir honum frá þeim öllum; Hann verndar öll bein sín, ekki verður ein þeirra brotin.   Illt mun drepa hina ranglátu; folar réttlátir verða dæmdir.   DROTTINN mun bjarga þjónum sínum; Enginn sem tekur hæli í honum verður dæmdur. "~ sálmur 34:17-22

"Lofa DROTTIN, sál mín, og gleyma ekki öllum kostum hans   -sem fyrirgefur öllum syndum þínum og læknar alla sjúkdóma þína, sem frelsast líf þitt frá völundarhúsið og kórónur

29

þig með kærleika og samúð." ~ Sálmarnir
103:2-4

"Hafið miskunn á mér, DROTTINN, því að
ég er yfirmáta. græða mig,
DROTTINN, því að bein mín eru í agony. "~
Sálmar 6:2

"Drottinn verndar og varðveitir þau   —
þau eru talin meðal hinna blessuðu í landinu-
hann veitir þeim ekki löngun til að sinna þeim.
DROTTINN heldur þeim á Sigð sinni og
endurheimtir þá af veikindum sínum. "~ sálmur
41:2-3

"Ég sagði," miskunna mér, DROTTINN.
hrjá mig, því að ég hef syndgað gegn þér. "~
sálmur 41:4

"Hann læknar hinn brotlega og bindur upp
sár sín." ~ sálmur 147:3

"DROTTINN er minn hirðir, mig skortir
ekkert. Hann   lætur mig liggja í grænum
hraunum, hann leiðir mig við hliðina á rólegu
vatni, hann hressir sál mína. Hann leiðbeinir
mér meðfram réttum slóðum fyrir sakir nafns
síns. Jafnvel þó ég ganga í gegnum dimmasta
dalinn, mun ég óttast ekkert illt, því að þú ert
með mér. Stöngin þín   og   starfsfólkið
huggar mig.   Þú undirbýr borð á
undan mér í návist óvina minna. Þú smurði
höfuðið með olíu; bollinn minn flæðir yfir. Víst
mun Hamingjan og kærleikur fylgja mér alla
daga ævi minnar og ég mun dvel í
húsi Drottins að eilífu. "~ sálmur 23

"Heyrið, DROTTINN, og verið miskunnsamur við mig. Drottinn, Vertu mín hjálp . " Þú reyndir að dansa. þú fjarlægði sekkinn minn og Klæddu mig með gleði "~ sálmur 30:10-11

"Hold mitt og hjarta getur brugðist, en Guð er styrkur hjarta míns og minn hluti að eilífu." ~ sálmur 73:26

Heilbrigð kraftaverk Jesú

Heilun Jesú er til í dag alveg eins mikið og það var þegar hann gekk á jörðina og framkvæmdi kraftaverk lækna sjúka og fatlaða. Biblían segir okkur að "en hann var í göt fyrir brot okkar, hann var skorinn fyrir misgjörðir okkar. refsingin sem færði okkur frið var á honum og af sárum hans erum við gróin. "~ Jesaja 53:5. Jesús getur enn gróið í dag!

"Jesús fór um Galíleu, kennslu í synagogum sínum, boða góðar fréttir af ríkinu, og lækna sérhver sjúkdómur og veikindi meðal fólksins. Fréttir um hann dreifðust um allt Sýrland, og fólk kom til hans allra sem voru veikir með ýmsum sjúkdómum, þeir þjáðu alvarlega sársauka, lýðurinn átti , þeir sem hafa flog, og lamaðist; og hann læknaði þá. " ~ Matthildur 4:23-24

"Jesús kallaði tólf lærisveina sína til hans og veitti þeim vald til að reka út óhreina anda

31

og lækna alla sjúkdóma og veikindi... Græða sjúka, Lyfta dauðum, hreinsa þá sem hafa leprosy, aka út illa anda. Frjálslega þú hefur fengið; frjálslega gefa. "~ Matthew 10:1-8

"Á að heyra þetta, sagði Jesús við þá," það er ekki heilbrigt sem þarf lækni, heldur sjúka. Ég hef ekki komið til að kalla hina réttlátu, heldur syndara. "~ Mark 2:17

"Jesús fór í gegnum alla bæi og þorp, kennslu í synagogum sínum, boða góðar fréttir af ríkinu og lækna sérhver sjúkdómur og veikindi."
~ Matthildur 9:35

"Hann sagði við hana," dóttir, trú þín hefur læknað þig. Farðu í friði og frelsað frá þjáningu þinni. "~ Mark 5:34

"Einn daginn var Jesús að kenna, og Farísearnir og kennarar löganna sátu þar. Þeir höfðu komið frá öllum þorpunum Galíleu og frá Judea og Jerúsalem. Og máttur Drottins var með Jesú að lækna sjúka. Sumir menn komu með lamaða mann á mottu og reyndu að fara með hann í húsið til að leggja hann fyrir Jesú. Þegar þeir gátu ekki fundið leið til að gera þetta vegna mannfjöldi, þeir fóru upp á þak og lækkaði hann á motta hans í gegnum flísar inn í miðju mannfjöldanum, rétt fyrir framan Jesú.   Þegar

Jesús sá trú sína, sagði hann, "vinur, syndir þínar eru fyrirgefnar." Farísearnir og kennararnir í lögunum byrjuðu að hugsa til sjálfs sín, "hver er þessi náungi sem talar guðsphemy? Hver getur fyrirgefið syndir en guð einn? " Jesús vissi hvað þeir voru að hugsa og spurði, "hvers vegna ertu að hugsag þessa hluti í hjörtum þínum? Sem er auðveldara: að segja, ' syndir þínar eru fyrirgefnar, ' eða að segja, ' Farðu upp og ganga '? En ég vil að þú vitir að Mannssonurinn hefur vald á jörðu til að fyrirgefa syndir. " Svo sagði hann við lamaða manninn: "Ég segi þér, Farðu upp, taktu mottu þína og Farðu heim." Strax hann stóð upp fyrir framan þá, tók það sem hann hafði verið liggjandi á og fór heim að lofa Guði. Allir voru undrandi og gáfu Guði lof. Þeir voru fylltir af lotningu og sögðu, "við höfum séð merkilega hluti í dag." ~ lóa 5:17-24

"Og kona var þar sem hafði verið bæklaður af anda í átján ár. Hún var beygður og gat ekki staðið upp. Þegar Jesús sá hana, kallaði hann hana fram og sagði við hana, "kona, þú ert laus frá infirmity þinni." Þá lagði hann hendur á hana, og strax hún leið upp og lofaði Guði. "~ Lóa 13:11-13

"Einn hvíldardegi, þegar Jesús fór að borða í húsi áberandi Farísjá, var hann að vera vandlega fylgst með. Þarna fyrir framan hann var maður sem þjáist af óeðlilegri bólgu líkama síns. Jesús spurði Farísearana og sérfræðinga í lögum, "er það löglegur að græða á hvíldardegi eða ekki?" En þeir héldu áfram þöggun. Svo að taka við manninum, læknaði hann og sendi hann á leiðinni. Þá spurði hann þá: "ef þú ert með barn eða Ox sem fellur vel á hvíldardegi, muntu ekki tafarlaust draga það út?" Og þeir höfðu ekkert að segja. "~ Lóa 14:1-6

"Teygja út höndina til að græða og framkvæma merki og undur í gegnum nafn heilags þjóns þíns Jesú." Eftir að þeir báðu um það, var hann fundinn. Og þeir voru allir fylltir af heilögum anda og talaði orð Guðs djarflega. "~ unglingar
4:30-31

"Þarna fann maður að nafni Aeneas, sem lamaðist og hafði verið rúmaður í átta ár." Aeneas, "sagði Pétur við hann," Jesús Kristur læknar þig. Farðu upp og veltu upp mottu þinni. " Strax Aeneas komst upp. "~ unglingar 9:33-34

"Þú veist hvað hefur gerst í héraðinu judea, sem hefst í Galíleu eftir Skírn sem John prédikað-hvernig Guð smurði Jesú frá Nasaret með heilögum anda og krafti, og hvernig hann fór um að gera gott og lækna alla sem voru

34

undir krafti djöfulsins, vegna þess að Guð var með honum." ~ Unglingar 10:37-38

"Eins og hann var að fara í þorp, þá voru tíu menn sem létu holdsveiki kynnast honum. Þeir stóðu í fjarlægð og kölluðu út í hárri rödd, "Jesús, húsbóndi, hafa vorkunn á okkur!" Þegar hann sá þá sagði hann, "Farðu, Sýnið yður til prestanna." Og eins og þeir fóru, voru þeir hreinsaðir. Einn þeirra, þegar hann sá að hann var læknaður, kom aftur og lofaði Guði í hárri röddu. Hann kastaði sér á fætur Jesú og Þakkaði honum — og var Samverjinn. Jesús spurði: "voru ekki allir tíu hreinsaðir? Hvar eru hinir níu? Hefur enginn aftur fengið lof til Guðs nema þessa útlendingsins? " Þá mælti hann við hann, "rísa og fara; trú þín hefur gert þig vel. "~ Luke 12:17-19

"Á meðan ég er í heiminum er ég ljós heimsins." Eftir að hafa sagt þetta, spýtur hann á jörðina, gerði nokkrar mútur með munnvatninu, og setti það á augu mannsins. "Farðu," sagði hann, "Þvoðu í lauginni Siloam" (þetta orð þýðir "sent"). Svo fór maðurinn og þvoði, og kom heim að sjá. Nágranna sína og þá sem höfðu áður séð

Hann betr spurði, "er þetta ekki sami maðurinn, sem var vanur að sitja og betla?" Sumir segjast að hann væri það. Aðrir sögðu, "Nei, hann líkist honum bara." En hann sjálfur krafðist þess, "Ég er maðurinn." "Hvernig þá voru augun opnuð?" spurði þau. Hann svaraði, "maðurinn sem þeir kalla Jesú gerði mútur og setti það á augu mín. Hann sagði mér að fara til Siloam og þvo. Svo ég fór og þvoði, og þá gat ég séð. "
~ Jóhann 9:5-11

"Um leið og þeir skildu við samkunduhúsið fóru þeir með James og John á heimili Símonar og Andrew. Móðir Símonar var í rúminu með hita, og þeir sögðu strax Jesús um hana. Svo hann fór til hennar, tók í höndina á henni og hjálpaði henni upp. Hiti skildi eftir hana og hún fór að bíða á þeim. Kvöldið eftir sólarlag færði fólkið Jesú alla hina sjúku og djöfla. Allur bærinn safnaði við dyrnar, og Jesús læknaði marga sem höfðu ýmsa sjúkdóma. Hann ók einnig mörgum öndum, en hann vildi ekki láta lýðnum tala vegna þess að þeir vissu hver hann var. "~ Mark 1:29-34

"Meðan Jesús var enn að tala, kom einhver frá húsi Jairus, samkunduleiðtogans." Dóttir þín er dáin, "sagði hann. "Ekki trufla kennarann lengur." Heyri þetta, Jesús sagði við Jairus, "ekki vera hræddur; bara trúa, og hún verður gróin. " Þegar hann kom í hús jairus, lét hann engan fara inn með honum nema Pétri, Jóhannesi og James og föður barnsins og móður. Á meðan var allt fólkið að kveð og syrgja fyrir hana. "Hættu að kveið," sagði Jesús. "Hún er ekki dauð en sofandi. Þeir hlógu að honum, Vitandi að hún væri dáin. En hann tók hana af hendi og sagði: "barnið mitt, Farðu upp!" Andi hennar sneri aftur, og þegar hún stóð upp. Þá sagði Jesús þeim að gefa henni eitthvað að éta. Foreldrar hennar voru undrandi, en hann skipaði þeim ekki að segja neinum hvað hafði gerst. "~ Lóa 8:49-56

Það er tilvísun eftir tilvísun góðs læknis framkvæma læknisþjónustu og lækna og jafnvel á hvíldardegi. Hann sagði til muna þennan dag og halda honum heilagan. Þetta þýddi ekki að þú snýrð bakinu á kristna bróður eða systur sem er veik.

Hann hefur gefið okkur svo mörg dæmi til að lifa af sem góði læknirinn.

Hvað getum við mögulega gert til að vera aðstoðarmaður læknis? Eitt er að vísa til ritninganna í Biblíunni eða handbókinni. Lestu þessi dæmi sem ég hef gefið þér, og þekkir þá frá minni, ekki endilega orð fyrir orð en þekkir skilaboðin.

Deildu skilaboðunum með eins mörgum og mögulegt er og þeir eru nú "læknishjálpar."

Við vinnum öll fyrir hinn góða lækni. Ritningarvers og orð hans geta verið þín þjálfunarhandbók   . Þú munt þróa færni í að hjálpa veiku fólki vegna þess að þú lærðir undir góðum lækni. Þarf ég að segja ykkur meira til að sannfæra ykkur um að hann sé góði læknirinn?

HEFUR TRÚIN STUÐLAÐ AÐ LÆKNINGU?

Ég hef velt því fyrir mér hvort þunglyndislyf virka aðallega með uppáhelling, eða lyfleysuáhrifin. A placebo líkist trú lækna. Samt trú heilun er yfirleitt talin meira spurning um trú á galdra og hið yfirnáttúrulega frekar en traust á vísindum lyfjafræði   frá vísindalegu sjónarhorni, trú heilun   er   Óútskýrð, Óskiljanleg, og ætti ekki að virka. Samt virkar það.

Er ekki þessi staðreynd að sanna að góði læknirinn sé í vinnunni á öllum tímum?

Trú er að hafa sanna trú á honum? Ef læknisfræðileg afleiðing af trú eru raunveruleg, þá er Jesús hinn mikli læknir.

Flestir vísindamenn takast á við slík sönnunargögn í gegnum einfalt skepfaformi. Til þeirra ef eitthvað er ekki hægt að sanna að ályktanir séu óviðkomandi í rannsókninni. Eru ekki orð sem eru í handbókinni   nauðsynleg til að ályktanir okkar séu sannar? Í handbókinni

38

(Biblían) er nákvæmur sögulegur reikningur.

Það er alltaf erfitt að gera mikið vit á svona svæsinni fyrirbærum til ánægju vísindamanna en trúin heilun virðist virka og virkar ef trúin hrjáir einhvern eða leiður á heilandi ferli. Góði læknirinn hefur sett þetta allt á sinn stað..... fyrir þig að nota. Munið lyfseðilinn sem hann gaf okkur.... Það er mjög árangursríkt læknisfræðilega.

Guð getur vissulega verið til og bæn getur örugglega gróið; Hins vegar virðist sem, fyrir mikilvægar guðfræðilegar og vísindalegar ástæður, ekki er hægt að beita slembiröðuðum samanburðarrannsóknum við rannsóknir á virkni bænarinnar í lækningu. Hér kemur trúin. Þú trúir þér eða ekki. Þú hefur annaðhvort trú eða ekki. Vísindamenn geta ekki sannað að bæn virkar. Vísindamenn geta ekki sannað að bæn virkar ekki. Þú, við the vegur, getur sannað hvað vísindamenn geta ekki sannað. Þessar upplýsingar sem þú veitir þér af góðum lækni verður að deila með eins mörgum og þú getur deilt því með.

Ég var veikur í eitt skipti og læknisfræði hrjáði mig ekki, samt læknaðist ég. Útskýra það eitt. Læknirinn sagði "Ég get ekki útskýrt þetta læknisfræðilega."

Benda á þessa bók, heilun þarf ekki að útskýra læknisfræðilega til að sanna raunveruleikann á virkni hins góða læknis.

Trúin græðir þig og fer í trú lækna, mér er

ekki sama. Einn notar góði Læknirinn og hinn má ekki. Að skilja að góði Læknirinn mun ekki senda þér frumvarp fyrir þjónustu hans en trú lækna gæti.

Þegar fólk stendur frammi fyrir alvarlegum eða vanhæfum veikindum telja þau oft yfirnáttúrulegar lækningar eða trú lækna sem endanlegan valkost. Væntingar okkar til guðlegrar lækningar eru oft settar í margs konar uppsprettur sem kynna sig sem eina von um kraftaverk bata. Sumir einstaklingar munu stunda Avenue af trú lækna eða þá sem játa að hafa "getu til að græða." Hlutir eins og handkerchiefs, trúarleg tákn eða pílagrímagir til heilögum stöðum eru sagðir bjóða upp á von til þeirra í örvæntingarfullum kringumstæðum. Ég tel þetta ekki vera þætti af góðum lækni.

Þegar við stöndum frammi fyrir miklum þjáningum, þá gætum við jafnvel freistast til að efast um eðli Guðs. "Hvers vegna er sársauki minn óendir og sár minn sorglegur og ólæknandi? Verður þú að mér eins og blekkjandi Brook, eins og vor sem bregst? " (Jeremiah 15:18).

Aðrir reyna að hvetja okkur með því að staðfesta að "allir hlutir vinna saman til góðs fyrir þá sem elska Guð" (Rómverjabréfið 8:28). En þjáningar okkar sýnir mesta áskorun okkar til trúar okkar. Á einhverjum tímapunkti megum við jafnvel kenna Guði um að leyfa sársauka okkar að halda áfram.   Eða við megum spyrja okkur sjálf, "hversu miklu meiri trú þarf ég að læknast?" Það er mjög líklegt að góði læknirinn sé að nota þessar Aðstæður til að hjálpa þér að þróa trú til að takast á við eitthvað sem kann að koma seinna.

Líkamleg og tilfinningaleg þjáning okkar er stækkuð þegar við bregðumst við öllum mögulegum góðum sem leiða af veikindum okkar. Góði læknirinn notar þetta til hagsbóta okkar og sem kunna að skilgreina trú. Treystu á góðan lækni á öllum tímum og í öllum aðstæðum.

Heilun er athöfn af ómerkum miskunn frá fullvalda Guði.   Við setjum ekki trú á sjálfa sig (eða menn eða hluti), heldur í náð og miskunn hins góða læknis, "Guð heilari."   Það er enginn vafi á því að Jesús kærir djúpt fyrir okkur. Eflaust alls ekki.

Trú er ekki eitthvað sem við þurfum að "samsama sig" í því skyni að læknast. Guð er á endanum í   stjórn   lækna . Hver sem útkoman er, þá er góði læknirinn alltaf með þeim sem þjást og hann skilur hver sinn sársauka og þörf. Krossinn minnir okkur á að Guði sé alltaf annt. Guð er að bjóða okkur heilindi sem er jafnvel enn fullkomnari en líkamleg eða tilfinningaleg heilun. Fullkomin heilsa bíður okkar í upprisunni.

Ef trúarleg trú gæti verið pakkað í pillu þá myndi hlutabréfaverð fíkniefnafyrirtækja svífa. Trúarbrögð, ekki aðeins andlega, er djúpri spá

41

um heilsufar. Andlegar venjur geta dregið úr blóðþrýstingi, styrkt ónæmiskerfið og hjálpað til við að draga úr nokkrum áhrifum geðsjúkdóma um eins og heilbrigður eins og mörg lyf á markaðnum. Í raun er skortur á trúarlegu um eins óhollt og 40 ára að reykja pakka af sígarettum á dag. Ef þér er annt um heilsuna gætirðu viljað byrja að fara í kirkju og biðja reglulega. Aftur muna lyfseðilinn sem góði læknirinn gaf þér. Þessi lyfseðill fer bara ekki í burtu.

Streita hefur bein neikvæð áhrif á ónæmiskerfið þitt, draga úr getu frumna til að ráðast á sjúkdóma inni í líkamanum. Rannsóknir hafa sýnt að trúarbrögð draga úr streitu á fjölda vegu. Bæli, einkum getur dregið úr háum blóðþrýstingi sem er vegna streitu. Kvíði og streituvaldur í nútíma lífi hafa tilhneigingu til   að   hvetja til baráttu líkamans eða flug svar.   Bæn, tilbeiðsla og önnur Andleg starfsemi getur jafnvægi út þetta streituviðbrögð með því að auka slökunarviðbrögð líkamans. Að auki er fólk sem er trúað tilhneigingu til að hugsa í lifnaðarháttum sem eru heilbrigðir. Trú gefur fólki tilfinningu fyrir merkingu og tilgangi í lífinu, sem tengist betri heilsu. Heilinn stjórnar öllum þætti líkama okkar, svo hvernig við hugsum áhrif á hvernig líkami okkar vinna. Á svipaðan hátt hefur trúarlegt fólk tilhneigingu til að vera undir áhrifum minna við þunglyndi. Auðvitað,

42

alvöru, trú-fyllt   kristnir
enn þjást   af   þunglyndi   og   annars   konar
geðsjúkdómum.   En á meðan trúin er
vissulega   engin   lækning   við   neinum
geðsjúkdómi,   virðist   það   bjóða   upp   á
viðbótarbiðminni gegn versta
Áhrif.

Að eiga vini er gott fyrir þig. Að hafa
kirkjuvini er enn betra. Í raun kom ein rannsókn
í ljós að "kirkjuaðild" var eina tegund
félagslegra   þátttöku   sem   spáði   aukinni
lífsánægju og   hamingju og betri heilsu.

Trú gerir þig heilbrigðari með því að veita
þér samfélag sem er fús til að hjálpa þér þegar
lífið er erfitt. Kristnir skapa fyrstu sjúkrahúsum
heimsins, og faglega heilsugæslu hefur lengi
verið nauðsynlegt að verkefnum og ráðuneytis
til fátækra. En ef þú finnur þig ekki sitjandi
meðal hjúkrunarfræðinga eða lækna í pew,
Óttastu aldrei. Meiri heilsufarsávinningur fyrir
trúna kemur til þeirra sem hjálpa. Mundu að við
höfðum kafla fyrir þig um hvernig á að verða
hluti af læknisfræðilegum starfsmönnum góðs
læknis.

Við þurfum ekki að efast um þá staðreynd
að Guð græðir, stundum á undraverðan hátt.
Meira en þrír ársfjórðungar Bandaríkjamanna
trúa því að bæn geti   hrjáða fólk frá
meiðslum eða veikindum. Margir trúa á góðan
lækni. Við viljum að trúin á hann styrkist.

Við þurfum að gæta varúðar þegar

trumpeting hagur trúarinnar, eins og trú var aldrei ætlað að vera pillu og handbókin er ekki æfing bæklingur. Trúfastir, trúa kristnir fá veik og leiða líf plágu af sjúkdómi eða líkamlegum kvillum, en ef við trúum því að vald Guðs teygir sig líkamlega og andlega, þá getum við samþykkt að hann geti opinberað það vald í líkamlegri heilsu okkar sem og andlegu heilsu okkar.

Ég finn að það má ekki koma í staðinn fyrir sanna trú. Maður hefur reynt að finna hluti til að skipta um trú en það er ekkert að skipta um trú við það sem framleiðir það sem við erum að cegera í þessari bók. Sement mun þorna og lækna og svo mun trú þín. Því meira sem þú æfir trú þína, því sterklegra sem þú verður í heilsu og anda.

Góði læknirinn hefur malbikaður um leið fyrir þetta allt. Hann kærir þig á þá vegu sem þú mátt aldrei skilja. Við erum í þrívídd og hann er mörgum sinnum víddar , þannig að við megum aldrei skilja hann og kannski er ekki ætlað að skilja hann alveg. Bara sætta sig við hann. Þú skilur kannski ekki hvernig rafmagn virkar en þú samþykkir vöruna. Sömu hugmynd hér. Hvort tveggja er raunverulegt og bæði er ekki hægt að útskýra fyrir öllum til ánægju þeirra. Trú er lykilorðið á báðum hér. Þú kveikir á sjónvarpinu og þú hefur trú að það muni virka. Kyrja í Jesú og hann virkar líka... Ó afsakið.... Ég meinti kyrtli í Góðlækninum.

44

Trú Kristjáns er trú á Góðlækninn. Við erum viss um að hann sé til þó að við getum ekki séð hann. Við höfum traust á öllu sem hann hefur sagt og undirbúið fyrir okkur. Og allt sem Biblían segir okkur um Guð, himnaríki og framtíðina. Við trúum og erum fullviss um að það verði bara eins og hann hefur sagt.

Við gætum hafa beðið en vitum ekki hvort Guð mun græða ef hann heyrir ekki samstundis. Já, sumt fólk hefur verið kraftaverk gróið í bæn, en aðrir hafa þjáðst af sársauka, eymd og jafnvel dauða með því að neita að fara og sjá lækni og segjast "Drottinn mun lækna mig". Guð hefur gefið okkur líkama til að annast það besta sem við getum. Hann kallar það musteri heilags anda, sem dvelur innan okkar og rétt eins og prestar og lettum gamla testamentisins voru gefin hátíðlegu gjaldi til að annast musterið, þá höfum við líka fengið kæruna til að annast líkama okkar.

Ef þú veikist skaltu biðja og fara til læknis. Þú veist ekki hvort Guð kýs að lækna þig með endurheimt krafta líkama þíns, með undursamlega íhlutun hans, eða með kunnáttu sem hann gaf lækninum. Notaðu allt, og þakka honum lækningu þína, hvaða leið Guð kýs að gefa þér það.

Það er von mín að Þessi kafli geti stuðlað að útbreiðslu trúar á þig þar sem það tengist læknisfræði og læknisfræðilegum venjum læknisins. Hann er læknirinn þinn og í boði fyrir þig hvenær sem er.

Þjónusta þín við góðan lækni mun hafa áhrif á almenna heilsufarsstöðu þína. Leitast við að þjóna. Önnur bók mín er nú fáanleg sem eBook the 13th lærisveinn og mun gefa þér dæmi um hvernig á að þjóna þessum lækni.

Þú verður að vera meira og meira fróður um heilsu venjur og árangursríkar lækningar eins og þú nám þessa bók og mikilvægara rannsókn handbók (Biblían) við nefnum.

DÆMI UM HEILBRIGAR BÆNIR

Ég kem til þín í dag sem barnið þitt, þrá að heyra frá þér og biðja um guðlega lækningu þína. Það er svo margt sem ég skil ekki um ævina. En ég veit að með einni snertingu, einu orði, er hægt að heilla mig. Fyrirgefðu mér syndir mínar, hreinsum mig af óréttlæti mínu og Hefjið lækningu ykkar innan frá.

Ég veit ekki alltaf hvað þinn vilji er Drottinn, sérstaklega í tímum eins og nú, þegar ég leita í örvæntingu að andliti þínu. Ég býð þér engin loforð, engin barátta, engin tilboð um að skiptast á heilsu minni. Ég ber einfaldlega hjarta mitt fyrir yður að segja ykkur löngun hjartans: að ég vil eyða eins mörg ár og ég get elskað ykkur hér, elskað aðra og viljað verða meira eins og þið. En þú velur að ná því sem er

46

þér að þakka — og allt í lagi með mig. Ef þú notar lækna til að veita lækningu, Gefðu þá visku til að vita hvað þú átt að gera. Burtséð frá því hvernig þú ná því, heilun sem þú gefur er alltaf kraftaverk. Og þú átt skilið allt lof.

Ég trúi því alveg að þú hafir kraft til að græða. Þú sýndir það á jörðu og þú heyrir enn á undraverðan hátt í dag. Jafnvel þegar trú mín er veik, segir þú að það sé nóg, og ástin mín fyrir þig er sterk. Og ég veit að þú hefur nú þegar hjarta mitt og líf í höndunum. Það er undir þér komið. Ef ég get fært þér meiri dýrð í gegnum heilun, þá er það það sem ég bið um. Það er það sem ég þrái.

En ef svarið þitt er Nei, eða ekki núna, þá veit ég að náð þín nægir mér. Að lokum vil ég að þú verður minn vilji. Ég hlakka til að eyða eilífðinni með þér. En Drottinn, ef þú hefur skipulagt enn meira fyrir mig að gera hér á þessari jörðu, þá þarf ég ekki aðeins og vil líkamlega lækningu þína, Drottin, heldur nákvæma, djúpa Hreinsun og styrkingu — heilmikla endurnýjun á öllu sem ég am. Því að allt sem ég er er þitt. Notið þessa réttaróvissu til að styrkja mig frá "Hvað-ef" trú til a "Nei-máli-hvað" trú. Og sama hvað, ég kýs að heiðra þig og veita þér dýrð. Í Jesú nafni, amen. ~

Getur þú lesið þessa bæi mörgum sinnum

og þróað þína eigin bæn og eina sem þú getur kennt öðrum að biðja líka?

Drottinn Jesús, þakka þér að þú elskar [nafn manns sem þarfnast lækningar]. Ég veit að þú hatar hvað veikindi þeirra eru að gera að þeim/mér. Ég bið þess að þú myndir græða þennan sjúkdóm, að þú hefðir samúð og koma með lækningu frá öllum veikindum.

Orð þín segir í sálm 107:19-20 að þegar við köllum út til þín góði læknirinn sem þú munt gefa pöntunina, lækna og bjarga okkur frá ákveðnum dauða. Í handbókinni hef ég lesið af kraftaverks heilun og ég trúi því að þú grói enn á sama hátt í dag. Ég tel að það sé enginn sjúkdómur sem þú getur ekki læknað eftir að öll handbókin segir frá þú vekur fólk frá dauðum svo ég bið um lækningu við þessu ástandi.

Ég veit líka af reynslu minni af lífinu á jörðinni að ekki allir eru að gróa. Ef það gerist hér en   að halda hjarta mínu mjúklega í átt að þér, Hjálpaðu mér að skilja áætlunina þína og hjálpa mér að vera spennt yfir himnaríki.

Herra góði læknir, Hjálpaðu mér að ná fókus á þig. Ég veit að ég þarf að hætta að daðra á meiðsl og gremjast. Hjálpaðu mér að vera trúr í bæn og setja von mína í þig. Megi heilagur andi leiðbeina og hugga og styrkja mig.

Herra góði læknir, skaltu græða mitt brotna hjarta. Fylltu mig með frið og gleði sem ég veit að getur aðeins komið frá þér á þessum erfiða tíma. Ganga vel við hliðina á mér á ferð minni til lækninga og bata sem ég veit að er hægt í gegnum kraft þinn einn man að Guð hefur verið í bæn viðskipti mjög langan tíma. Hann getur unnið bæn beiðnir mjög vel. Bænadeild hans er mönuð af honum og syni hans. Þeir geta unnið milljónir bæja á sama tíma.

Verður þú að vita hvernig á að biðja? Er til guðdómlegt og verðugt kerfi og rétt leið til að biðja?

Þetta gerðist hjá mér. Kona bað mig að biðja fyrir eiginmanni sínum. Hún gaf mér nafn sitt, ástand hans, hvar hann var o. s. frv.

Ég bað fyrir honum. Ég fékk nafnið rangt, skilyrðið vitlaust, þar sem hann var rangur.... Allt... Ég átti engan þátt í því að bæna rétt.

Daginn eftir kom hún til mín og sagði "Ég veit að þú baðst fyrir hann um 2:00. Ég veit þetta. Hann er vel í dag.

Bæn mín var á 2:00. Tímapunkti verið.... Guð veit hvað er í hjarta þínu. Hann veit hvað þú ert að biðja um.

Tala um þýðingar? Allar bænir sendar til hans á þýddan hátt hvort sem talað er eða hugsað.

49

Þú þarft ekki bæn vottun. Bara biðja.

HVERNIG ER HÆGT AÐ ÞAKKA GUÐI FYRIR LÆKNINGU

Í fyrsta lagi, þakka honum í bæn fyrir það sem hann gerði fyrir þig. Hann skilur tungumál bænarinnar sem og hvers konar samskipti.

Hér er sýnishorn sem ég fann af einum manni sem Þakkaði Guði í gegnum bæn.

Ég er að trúa og þakka Guði fyrir lækningu í líkama mínum . Ég hef ekki komið til kirkju í langan tíma og í dag gerði prestur altarisklæði fyrir þá sem kunna að vera með heilbrigðismál. Ég veit að hann var leiddur til að gera þetta af heilögum anda vegna þess að enginn þar á meðal prestur minn veit að ég var greindur HIV jákvæður í júlí 2007. Bræður og systur Vinsamlegast Biðjið með mér að trúa og þakka Guði fyrir lækningu hans og góðvild. Þrátt fyrir það sem Læknirinn segir að ég valdi að trúa skýrslu Drottins og hann segir að ég sé að GRÓA! Þakka þér Jesú fyrir að koma til bjargar!!!! Þakka þér Drottinn, Öll dýrð og lof og heiður vera Guði! Man ég get ekki sagt þér hversu ógnvekjandi hann er ef ég settist hér og ritaði fyrir restina af lífi mínu!!

Taktu eftir því að það fyrsta sem þessi maður gerði var að breyta Outlook hans og gefa inneign til uppspretta kredit herra góður læknir.

Við verðum að gefa takk...... algert Must. Í hvert skipti sem þú ert læknaður af jafnvel minniháttar kvillum skaltu gefa Takk strax.

Að breyta lifnaðarháttum þínum mun hafa áhrif á aðra líka. "Hey Larry hvað kom fyrir þig.?" Jæja góði læknirinn læknaði mig og vegna þess að ég er að gefa líf mitt til hans. Ég var nógu mikilvæg fyrir þann góða lækni að lækna mig sem mig langar nú að vera á sínu liði í dag og að eilífu. Ef þú sinnir sjúkrahússímtölum Vertu viss um að muna þetta þegar viðkomandi er kominn út af spítalanum og er heima og vel.

Konan mín og ég eru chaplains á tveimur mismunandi sjúkrahúsum og það er heiður að þjóna góðum lækni með þessum hætti. Ég vildi óska að ég gæti þakkað honum. Ég vildi að ég gæti keypt hann kaffibolla. Veit einhver hvernig honum líst á kaffið sitt?

Einn daginn á sjónum í Misty fokk mér fannst eins og ég sæi mynd nálgast á shoreline en ég gat ekki skilgreint myndina. Ég vildi halda að það væri góði læknirinn. Kannski var það.

Þegar gróið útlit fyrir breytingar í heiminum í kringum þig. Þú ert nýbúinn að setja "augun" núna. Góði læknirinn hefur gert "skurðaðgerð" á því sem þú sérð nú og hvernig þú sérð hlutina. Það er einfaldlega ekki sami heimur sem þú vissir áður. Ef þú klæðist ekki glösum hann fitted þú með andlegum glösum og ekki tveimur pörunum fyrir $69,95 heldur.

51

Þú munt sjá og upplifa gleði sem þér fannst aldrei. Þetta er dagurinn þinn. Þetta er gjöf frá Góðlækninum.

HEILUN MEÐ LÆRISVEINUNUM

Finnið eintak af bók^{sinni} 13 lærisvein sem það passar við það sem við höfum verið að segja.

Lærisveinsins er að þjóna Góðlækninum. Það er að koma fólki til síns liðs.

Mér finnst þú þróa heilandi krafta í gegnum þetta. Ég er ekki að segja að þú munt græða Krabbameinslyf, en þú gætir. Ég er ekki að segja að þú ert trú lækna en þú hefur heilandi eiginleika sem þú gætir aldrei hafa haft.

Þjóna Drottni og þú munt fá margar nýjar frasa brynjur fyrir daglegt ganga þína.

Það eru margir, margir, fólk einfaldlega út á götu sem þarfnast þín. Þú hefur nú færni og þjálfun til að geta raunverulega hjálpað þeim.

HEFUR ÞÚ LÖNGUN TIL AÐ SJÁ FÓLK GRÓA OG KOMA AÐ VITA JESÚ EINS OG Í BÓK POSTULASÖGUNNI?

Ef þér finnst Guð kalla til meiri opinberun á orði hans í lífi þínu og ganga eins og postularnir gerðu í Biblíunni, fyllt með heilögum anda Sýna kraft og kærleika Jesú, þá vinsamlegast hafðu samband við okkur. Ef þú ert með hóp eða kirkju sem trúir á lækningu og vilt vita hvernig á að opna birtingu á lækningu, spá, orð þekkingar og Skírn heilags anda, getum við hjálpað!

María og ég hef verið að þjálfa einstaklinga, hópa og kirkjur til að sjá Guð auka ríki sitt á þessari jörðu!

Við förum í miðbæ Brownsville og hjálpum fólki sem sefur í dyrunum í verslunum.

Við tókum morgunmat einn daginn og maður vaknaði og vildi ekki borða fyrr en hann bað.

Við höfum verið hluti af sáluhjálp við sumt af þessu fólki.

Að skilja þetta fólk er alls staðar. Þú mundir halda að þeir á South Padre Island séu allir vel. Látum okkur sjá... Við fundum heimilislausan mann bara í gær þarna sem var svangur og hann vantaði mat þar sem hann var svangur. Ég varð að taka mynd með honum.

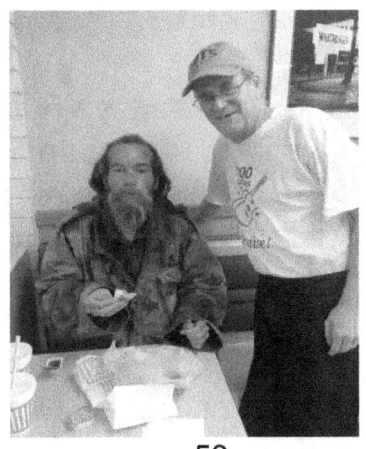

Ég vil að þú kíkir í burtu frá bókinni núna og segir bæn fyrir Lewis. Hann þarfnast góðs læknis eins og   við öll   gerum. Ef einhver er á lífi þá hafa þeir tilgang hér og það er kannski okkar starf að hjálpa honum að finna tilgang sinn. Ég á við að Lewis er jafn mikilvægur og einhver á þessari jörð .   Við   þurfum að átta okkur á þessu og gera starf okkar sem lærisveina til að koma lækningu á hann andlega og líkamlega. Hér er kannski óvænt   hugsun   lækna   í   gegnum lærisveininn. Þú styrkir þig líka með því að styrkja aðra. Þú hjálpar þér með því að hjálpa   öðrum.

Matt 10:1

Jesús Þakkaði tólf lærisveinum sínum og gaf þeim vald yfir óhreinum öndum, til að leggja þá út,   og til að lækna hvers konar sjúkdóm og hvers konar veikindum.

Lúkas 9:1

Og hann kallaði hina tólf saman og gaf þeim kraft og vald yfir öllum lýðnum og að lækna sjúkdóma.

Upprunalegu lærisveinarnir höfðu kraft og styrk til að aðstoða aðra í lækninga-og læknaferlinu.

Þú getur verið lærisveinn í dag og við þurfum fleiri nútíma lærisveina.

Skráðu þig í dag. Hringdu í góðan lækni og Segðu honum að þú viljir. Hringja í hvaða símanúmer sem góði Læknirinn mun heyra símtal þitt.

Ég er að segja þér að það getur verið líf þarna úti sem þú upplifir aldrei og það líf hefur þitt nafn á því. Engra afsláttarmiða þörf.

Hringdu í rekstraraðila. Veldu "0" og segðu þeim að þú myndir vilja ná í Drottin. Ég get bara ímyndað mér svarið sem þú gætir fengið. Hver veit, það getur verið lærisveinn í bið.

Lúkas 9:2

Og hann sendi þá út til að boða Guðs ríki og framkvæma lækningar.

Matt 10:8

"Græða sjúka, Lyfta dauðum, hreinsa lepers, rekið út illa anda. Frjálslega þú fékkst, frjálslega gefa.

Lúkas 10:9

og lækna þá sem eru veikir og segja við þá: "ríki Guðs hefur komið nálægt þér. '

Lærisveinarnir voru sendir út til lækna. Góði læknirinn kann að senda þig út til að gera það sama. Ekki vera óttalegur við verki við hendina.

Post 3:1-10

Nú voru Pétur og Jóhannes að fara upp í musterið á níunda klukkustund, klukkustund bændaferða. Og maður, sem hafði verið laminn frá móðurmóður sinni, var borinn eftir, sem þeir notuðu til að setja niður á hverjum degi við hlið musterisins, sem er kallað fallegt, til þess að biðja ölmusu af þeim, sem voru í musterinu. Þegar hann sá Pétur og Jóhannes um að fara inn í musterið, fór hann að biðja um að taka á móti.

En Pétur, ásamt Jóhannesi, lagaði auginn á honum og sagði, "Líttu á okkur!" Og hann fór að veita þeim athygli sína, búast við að fá eitthvað af þeim. En Pétur sagði: "Ég bý ekki til silfur og gull, en það sem ég geri hef ég gefið yður, í nafni Jesú Krists í Nazarene--ganga!" Og grípa hann með hægri hendinni, hann ól hann upp. og strax á fætur hans voru ökklasokkar Styrktir.   Með stökk stóð hann uppréttur og tók að ganga; og hann Bar musterið með þeim, að ganga og lauma og lofa Guði.   Og allt fólkið sá hann ganga og lofa Guð. og þeir voru að taka mið af honum eins og sá sem var vanur að sitja við hina fögru hlið musterisins að biðja alms, og þeir voru fylltir af furða og undrun á því sem hafði komið fyrir hann.

Þvílík ritning sem er. Einn daginn getur þú skipt um nafn Pétur ef til vill með nafninu þínu. Þetta getur gerst.

Í núverandi aldri, Lærisveinsins – í kjölfarið eða verða fylgjandi Jesú – er oft rammað í Skilmálar af því hvað við ættum að gera til að verða "góður" Christian. Hvaða reglur eiga að fylgja, hvað þýðir að Jesús ávísi? Það er nánast eins og að taka lyf.

Lyf? Farðu til baka og Lestu titil þessarar bókar. Jesús, góði Læknirinn, er betri en nokkur lyf þar á.

Jafnvel þótt Jesús hafi boðið hinum tólf og síðan 72 til að græða sjúka, er þeir Lýstu ríki Guðs til hins glataðra, að kirkjan í dag hlýt ekki lengur þessari skipun. Í raun er þessi skipun hunsuð og næstum aldrei kennd við trúaðra í dag. Sá sem reynir að lækna sjúka-ekki bara biðja fyrir sjúkum — er líklega skoðaður með tortryggni og hugsun til að vera að grafa undan orði Guðs.

Engu að síður standa ritningarnar hér að ofan enn. Það er ljóst að ekki aðeins postulunum tólf var boðið að lækna sjúka. Svipuð skipun var einnig gefin 72 "venjulegum" lærisveinum eins og þeir voru sendir út til að prédika fagnaðarerindið. Jafnvel eftir að Jesús steig upp til himins og heilagur andi afkomulega á Hvítasunnudeginum, héldu lærisveinar hans áfram að lækna sjúka, er við getum lesið skráð

57

í Postulasögunni.

Í dag, þó, varla allir trúa læknar sjúka eins og Jesús kenndi lærisveinum sínum.

Leyfðu okkur að breyta því í dag!!!! Góði Læknirinn og þú og ég og margir aðrir sem þú Bjóðið til liðs-hvaða lið sem verður. Ég er að verða spenntur að hugsa um þann möguleika, er það ekki?

Hér er meiri matur til hugsunar.

pic 9

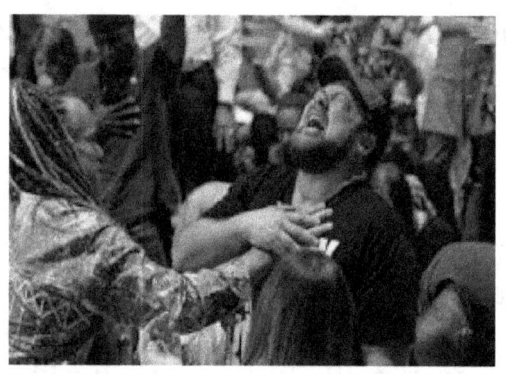

Næsta mynd gæti verið að þú leggja hendur á einhvern í heilun ferli. Haltu áfram að biðja um að fá þessa hæfni.

Einfaldlega með því að lesa þessa bók sem þú ert að sýna löngun til að vera meira en þú ert í dag. Þetta getur og mun gerast.

Skrifaðu niður nöfn þeirra sem þú telur að séu týndust sálir. Settu þennan lista í billið þitt. Ef þú hefur eins mikla peninga og ég, þá er ekki nauðsynlegt að rukka. Ekkert að bera.

Vinna á þessu fólki og í lok árs taka listann

út og sjá hvernig þú gerðir það.

Þú getur einnig sent mér listann og ég mun halda og þú tölvupósti niðurstöðurnar í lok árs. Sem ein og sér gæti gert fyrir aðra bók.

Þessi bók gæti verið með 1000 köflum. Það er enginn endir á því eða okkar starfi. Ég vil að þú hafir bók sem þú getur átt við og verið leiðarvísir þinn.

Ef þú ert 85 ára, Hugsaðu eins og þú sért ekki að slá inn Síðasta áfanga lífs þíns heldur frekar nýtt líf sem hefst núna.

Þú og ég erum nú félagar. Við vinnum fyrir sama "fyrirtækið . Við sama yfirmann. Þú munt ekki vinna leið þína upp á toppinn á skrifstofunni vegna þess að þú ert efst núna.

HEILUN Í GEGNUM ÆFINGU

Góði læknirinn hefur yfirumsjón með meðferðaráætlun og hvetur til slíkrar starfsemi. Mundu að hann vill græða huga þinn og líkama og sumir glíma við báða á sama tíma.

Þegar Guð skapaði þér ákveðna hluti var gert svo þú gætir leitt langt og heilbrigt líf.

Það er staðreynd að regluleg hreyfing getur tekið í stað lyfs. Þróa forrit sem gerir þér kleift að taka þátt í þessu.

Viltu sterkara hjarta, meira viðvörunarhuga og betra kynlífið? Langar þig að vera betur búin (ur) til að berjast gegn krabbameini og hjarta-og æðasjúkdómum, berjast við kvef, og jafnvel græða sár hraðar? Þetta kann að hljóma eins og infomercial fyrir of-gott-að vera satt pilla, en í raun er það boð um að njóta ótrúlega getu líkamans til að græða sjálft-getu sem er verulega magnað þegar þú gerir líkamlega virkni hluta af daglegu lífi þínu.

"Það er engin lyfjameðferð eða fæðubótarefni sem kemur jafnvel nálægt því að hafa öll áhrif sem Æfingin gerir," sagði læknir nýlega.

Góð hæfni hefur hnattræn græðandi áhrif, vinnur samtímis á mörgum kerfum til að bæta andlega, andlega og líkamlega heilsu. Í raun, æfa AIDS næstum hvert kerfi í líkamanum. Þar sem þessi kerfi eru samtengd, það getur verið erfitt að flokka æfingu er margar sérstakar bætur. Þess vegna, í þágu þess að gefa æfingu að minnsta kosti aðeins meira af því er töluvert vegna.

Mér finnst læknisfræðilegar og andlegir sérfræðingar vera sammála um þessa staðreynd. Eitthvað sem gengur á hverjum degi getur haft slík áhrif á þig. Vinsamlegast gerast áskrifandi að þessari kenningu.

Hjarta-og æðaæfing er ekki bara mikilvæg fyrir þyngdarstjórnun og almenna hæfni. Það getur dregið verulega úr hættu á dauða frá hjartasjúkdómum (og krabbameini), samkvæmt 20 ára rannsókn sem birt var í International Journal of Offita í ágúst 2005-jafnvel fyrir einstaklinga með líkamsþyngdarstuðull í offitubilinu.

Að flytja líkama þinn hefur djúplítandi lífefna- og hormónaáhrif sem styðja hjarta-og æðakerfi, þar með talið miðlungs gott og slæmt kólesterólmagn - veruleg áhættuþáttur í kransæðasjúkdómi.

Vísindamenn hafa komist að því að óvirkni setur okkur í meiri hættu á aldurstengdum heilabilun, Alzheimer og almennri vitsmunalegri hnignun. Nú, nýlegri rannsóknir eru að leggja til að eins lítið og þrír mánuðir af loftháð kælingu getur hvatt heilann til að vaxa nýjar taugafrumur.

Í raun er heilsan okkar gjaldskyld, sveigjanleg og fær um að þróa nýjar taugatengingar í lífi okkar. Hreyfing eykur upptöku vaxtarþáttar í heilanum sem hjálpar taugafrumum að vinna betur, breytir erfðamynstri og eykur blóðflæði, sem hvetur til hraðari skírskotar í taugafrumum og bætir getu okkar til einbeitingar.

Hreyfing gegnir öflugu hlutverki við stjórnun hormóna og blóðsykursmagn, sem hjálpar til við að vernda jafnvel þá sem eru í meiri hættu á að fá hormónatengda krabbamein og tegund 2 sykursýki, og hjálpa þeim sem eru að þróa slíka sjúkdóma til að stjórna þeim með góðum árangri.

"Fólk sem æfir reglulega hefur minni

áhættu á að fá kvef," segir nieman, sem bendir á að rannsóknir sem benda fólki   sem er líkamlega passað   skýrslu
60 til 90 prósent færri kuldabrýr en þær sem eru kyrrsetutengd. Hreyfing er hugsuð til að styðja ónæmi með ýmsum hætti: með því að fjarlægja bakteríur úr lungum með aukinni öndun og blóðrás; með því að roði krabbameinsvaldandi efna út úr líkamanum með þvagi og svita; og   með því að senda hærri styrk mótefna og hvítra blóðkorna (vörn líkamans frumur) í kringum líkamann á fljótari hraða. Einnig er hugsanlegt að tímabundin hækkun líkamshita geti komið í veg fyrir bakteríuvöxt — nokkurs konar sjálfskapaður hiti. Að lokum hægir á losun streitutengdra hormóna. Streita eykur líkur á veikindum, og líkamleg virkni hjálpar létta streitu á leiðir sem styðja hug-líkams-og tauga-kerfi heilsu.

Aðal einkenni þunglyndis, er hins vegar skortur á hvatningu-og það liggur í erfiðleikum við að nota æfingu til að brjóta hringrás þunglyndis.

Snemmbúinn morgunganga eða jog er góður tími til að taka þátt í bæn og samtali við góðan lækni. Þakka honum fyrir að gefa þér styrk til að vera upp snemma og vinna fyrir hann og skipuleggja daginn til að vinna fyrir hann. Þú þarft æfingu til að byggja þrek fyrir líkamlega og andlega virkni.

Eitt sinn, um tíma prestur minn stóð upp fyrir framan kirkjuna til að bera prédikun hans, ég myndi byrja að finna fyrir syfju. Boðskapur pastelsins var áhugaverður en sama hversu erfitt ég reyndi þá gat ég ekki haldið augunum opnum. Ég sofnaði, aðeins til að vakna þegar ég myndi líða undir brjóstið á mér. Hluti af vandamálinu var ég þjáðist af skorti á líkamlegri hreyfingu.

Að sofna í kirkjunni var bara hluti af vandamálinu. Það eru andlegir kostir til líkamlegrar æfingar sem fara út fyrir að vera vakandi á predikun límsins þíns.

Biblían segir að líkami þinn er musteri heilags anda (1 Kor 6:19). Ef líkami þinn er musterið, þá getur heilinn þinn mjög vel verið hásætið herbergi. Heilinn er þar sem Guð hefur samskipti við okkur. En ef musterið er að detta í kringum hásætið, geta samskipti líka brotnað niður.

Ég var vanur að sitja mikið. Ég myndi sitja í vinnunni. Eftir vinnu myndi ég koma heim og setjast. Það er erfitt að horfa á SJÓNVARPIÐ eða vafra um Internetið mjög lengi meðan staðið er. Þú getur fengið einhvern skjá tíma á meðan að ganga á hlaupabretti eða æfa á öðrum uppréttri loftháð vél. En það er ekki eins afslappandi eins og að sitja á sófanum eða þægilegur-stól með fótunum hallast upp.

Sumir nota nám sem ástæðu til að sitja. Sem virkar vel í skólanum. Það virkar einnig vel ef starfsgrein þinn krefst þess að læra. Það er líka auðveldara að lesa og fræða Biblíuna meðan setið er.

En of mikið sitjandi mun að lokum drepa þig.

Það er auðvelt að sitja of mikið og æfa líkamann okkar of lítið. Afleiðingin er sú að blóð sest í fætur okkar og Tæmir úr heilanum okkar.

Æfingaáætlun hentar vel til þessa. Spurðu góðan lækni hvort hann samþykki æfingapróið þitt.

Haltu áfram að hvetja Vitandi að þú verður að setja þig upp til að fá eftirfarandi andlega ávinning af reglulegri hreyfingu. Þú getur orðið sá sem Guð hannaði þig til að vera.

Sterkur heilbrigður líkami hjálpar til við að bjóða upp á andlegt líf okkar. Það gefur okkur möguleika á að hjálpa öðrum á þann hátt að þeir geti ekki hjálpað sjálfum sér. Það hjálpartæki líkama okkar í að fjarlægja eiturefni og úrgang sem getur stíflað líffæri okkar og gert okkur hæf, veik og þreytt.

Ef við endurskráum okkur sjálf til að sitja og liggja í kring án reglulegrar líkamlegrar virkni, verða vöðvar okkar og líffæri veik. Veikindi munu ráðast á óvirka líkamann eins og illgresið ráðast í óviljandi garð. Í stað þess að hjálpa öðrum, munum við treysta á aðra til að hjálpa okkur. Þó að aðstæður umfram stjórn okkar megi setja nokkrar af okkur í þeirri stöðu að þurfa að vera hjálpað, þá er það ekki staða sem við ættum að velja.

Þú hefur heyrt það sagt, aðgerðalaus hendur eru verkstæði djöfulsins. Þótt ekki finnist verbatim í Biblíunni, það er sannleikur til þessa kunnuglega Orðræða.

Guð bauð fólki sínu að vinna 6 daga og hvíla á sjöunda (exodus 20:8). Þetta gerðist alla leið aftur í garðinum Eden áður en Adam og Eva syndgað (Genesis 2:3).

Skortur á æfingu eða gagnlegt líkamlega virkni losar tíma fyrir aðrar minna dyggðugu pursuits. Á Flip hliðinni er regluleg hreyfing og gagnleg líkamleg virkni til að styrkja eðli okkar og hjálpa okkur að segja nei   við freistingum til að gera hluti sem gætu dregið okkur burt frá Guði.

Prófaðu að koma í æfingaáætlun og þá myndirðu námskeiðið eins og til hversu oft þú værir veikur og hversu oft veikindin voru skammt lifðu.

Góði læknirinn samþykkir lyf þegar þörf krefur en hann vonast einnig til að lyf ókeypis mataræði fyrir þig og hann er að gefa þér val.

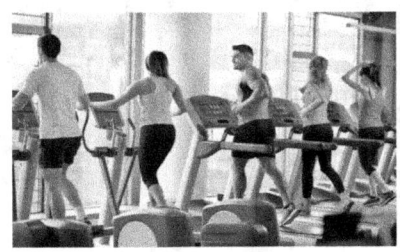

pic 10

Ég vil fá þig í næstu mynd sem ég sé svona.

HEILUN Í GEGNUM FELLOWSHIP

Fyrirtækið sem þú heldur mun hafa mikið að gera með hvaða vegferð þú ferðast í lífinu.

Ef þú ekki heldur hanga í kringum fullt af fyllii, þú verður líklega að verða einn sjálfur.

Hins vegar, ef þú hangir í kringum fullt af kristnum með félagsskap mun þú líklega verða einn sjálfur.

Þetta er ein ástæða þess að Ég hvet kirkjusókn. Ég hef alltaf trúað því að samfélag kirkjunnar sé jafn mikilvægt og skilaboðin sem þú færð þann dag.

(1) Sameiginlegur bæn & tilbeiðslu

Vitur barn Guðs hittir stöðugt í einsöng með Drottni í bæn, lof og nálægð, en það verður að vera hollt að vera með tíma í tilbeiðslu   og biðja með öðrum heilögum. Ritningin er upplögð, bæði í gamla og nýja testamentinu, með Ísraelsmönnum og hinum heilögu kirkjunnar áfram að safnast saman. Lærisveinarnir og fylgjendur Jesú voru alltaf að safna "einhverju" saman sérstaklega í efri herbergjunum. (Lúk 22:12 og Jóhann 20:19-25)

Í Postulasögunni 1:13-14 lærisveinarnir, konan sem fylgdi Jesú, og Mary, móðir Jesú, voru allir safnast saman, með einum huga, Helga sig bæn og tilbeiðslu. Þetta er einnig að finna í Post 2:42-43,

þar sem þeir voru stöðugt að helga sig kennslu, félagsskap, brjóta brauð og bæn.

(2) Líkamsheilsu

I Corinthians 12:18-21, 25 segir, "fyrir líkamann er   ekki einn meðlimur, en margir. En nú hefur Guð sett meðlimi, hvert og eitt þeirra, í líkamanum, rétt eins og hann þrái. Ef þeir væru allir einn meðlimur, hvar væri líkið? En nú eru margir meðlimir, en einn líkami. Og augað getur ekki sagt til hendinni, ' Ég hef enga þörf á þér, ' eða aftur höfuðið til feðra, ' Ég hef enga þörf á þér '... þannig að það kann að vera engin skipting í líkamanum, heldur að aðstandendur kunni að hafa sömu umönnun hver við annan. "

(3) Veiting og Móttaka

Þrenning hefur gefið kirkjunni gjafir sem ætlaðar eru til að nota í Þrengingum og sérstaklega til að blessa og uppbyggja aðra. Niðurstöðurnar eru að gefa dýrð til Guðs! Í Rómverjabréfinu 12:3-8, Guð faðirinn gaf mælikvarða á trú, náð og gjafir til hverrar einstakrar trúar. Allir hafa fengið nákvæma upphæð sem Guð hefur ætlað að uppfylla ráðuneyti sitt og örlög. Gjafir gefnar í rómverskum 12 eru til að blessa aðra eins og við upplifum gleði í að æfa þá þegar kemur að líkama Krists. Það er alltaf "önnur miðjustykki."

Páll segir einnig í Efahm 4:7-13, að Jesús gaf ' sumir ' sem postular, spámenn, trúleysingjar, prestar og kennarar... til að undirbúa, útbúa og fullkomna hina heilögu, til að vinna þjónustu þar til við erum öll að öðlast einingu líkamans og þekkingu á syni Guðs. "

Þá í I Corinthians 12, Páll segir að heilagur andi gefur hverjum og einum opinberun gjafir heilags anda til,, sameiginlega góða. " Þess vegna, þegar þú ert hluti af staðbundnum söfnuði allar þessar gjafir eru gefnar svo þú getur bæði gefa og taka á móti, sem er mjög ánægjulegt fyrir Guði.

(4) Að fylgjast með Helgiathöfnum
Tvær helstu helgiathafnir líkamans eru samfélag og Skírn. Þeir voru innlagðir og vígðir af Jesú sjálfum og eindregið mælt með því að almennt sé fagnað í undirfelli. Luke segir í Post 2:42, þeir voru stöðugt að brjóta brauð saman daglega. Í I Corinthians 11:24-26, Páll deilir um kvöldmat Drottins stillingu tímaramma eins oft og þú gerir það, gera það í minningu hans.

Það er einn þáttur sem ég trúi að sé heilsa til trúaðra, sem er að skoða sjálfan sig áður en þú færð kommúnisminn. Ímyndaðu þér bara hversu heilbrigt, líkamlega og andlega, líkami Krists væri ef við gerðum þetta meira stöðugt og almennilega.

Það er líka gleði þegar ný trú hlýðir fordæmi Drottins og lætur skírast. Eins og trúin auðkennir sig með Kristi opinberlega , verður það dásamlegur atburður sem öll fjölskylda trúarinnar fær að verða vitni að og fagna.

Það eru heilsufarsbætur til alls sem felur í sér Jesú, góði Læknirinn, kirkjan, bæn, tilbeiðsla, samfélag og allt sem þér er beint til þín af góðum lækni.

Tithing getur jafnvel verið samhæft fyrir þetta. Þú vannst hart alla vikuna og ert að gefa prósentu til   vinnu af góðum lækni.

MYNDIR TIL AÐ HVETJA OKKUR

Mér líkar jákvæðar myndir til að hjálpa okkur að sjón það góða sem er þarna úti.

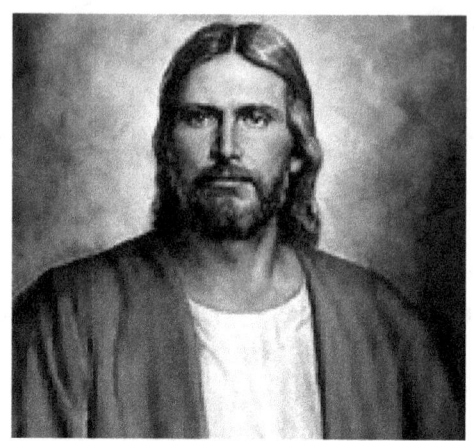

pic 11

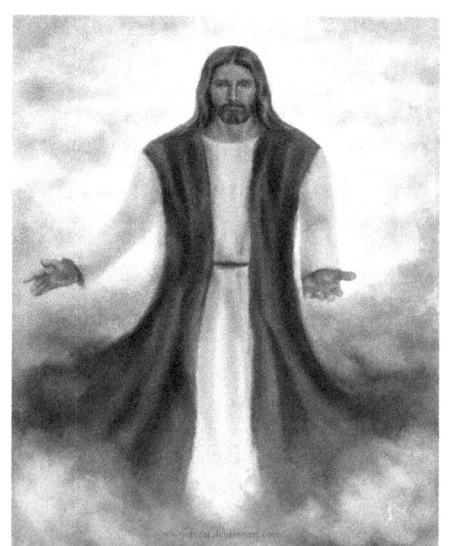

pic 12

Hann er að ná þér. Hann vill vera vinur þinn. Hann vill vera læknirinn þinn.

70

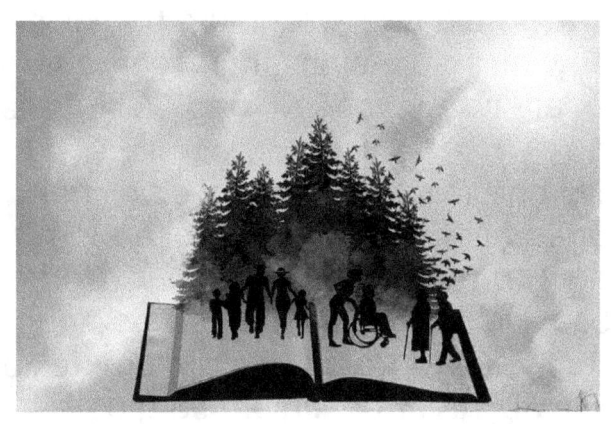

pic 13

Orð hvetja mig, en mörgum sinnum myndir gera það sama. Ég vil hafa friðsæla hugsun.

Mér líkar ritningarnar vera hluti af lífi mínu.

Jóhann 3:16 er einn mesti á móti þeim öllum. Kannski ætti það að vera verðið á bókinni minni $3,16 sem heiður að þeirri ritningu.

71

AÐSTOÐAR GÓÐI LÆKNIRINN VIÐ
Streitu?

Þetta er einn besti ávinningur sem við munum hafa með því að vera vinir hjá góðlækninum.

Hefurðu setið og hugsað hvers vegna var í dag svona friðsælt?

Partýið hjá góði lækninum þú getur átt dag sem myndi stríða einhverjum öðrum í sundur og þú átt í raun góðan dag. Allir fjallað um streitu   á   einhverjum tímapunkti , og kristnir eru ekki ónæmir fyrir þrýstingi og gildrur lífsins.

Stress hefur tilhneigingu til að lemja okkur þegar við erum ofþreytt, þegar við erum veik, og þegar við erum úti í öruggu og kunnuglegu umhverfi okkar. Þegar við höfum tekið á of mörgum ábyrgðum, á tímum sorg og harmleiks, þegar aðstæður okkar snúast úr stjórn, þá teljum við stressuð. Og þegar grunnþörfum okkar er ekki mætt, þá teljum við ógnandi og kvíða.

Flestir kristnir deila þeirri trú að Guð sé fullvalda og í stjórn á lífi okkar. Við trúum að hann hafi gefið okkur allt sem við þurfum til að lifa. Þegar streita er ríkjandi í lífi okkar, einhvers staðar á leiðinni, höfum við misst getu okkar til að treysta Guði. Það er ekki ætlað að gefa í

72

skyn að streita-frjáls tilvist í Kristi er auðvelt að fá. Langt frá því.

Kannski Hefurðu heyrt þessi orð frá öðrum kristnum á einum augnablikum streitu: "það sem þú þarft að gera, bróðir, er bara að treysta Guði meira."

Ef aðeins það væri það auðvelt, en samstarf við góðan lækni mun gefa þér verkfæri til að takast á við streitu.

Ef þú veist að eitthvað er alvarlega rangt, er fljótlegasta leiðin til lausnar er að viðurkenna að þú hafir vandamál. Stundum er ekki auðvelt að viðurkenna að maður hangir varla á þráðum og getur ekki virst stjórna eigin lífi.

Viðurkenning á vandanum krefst heiðarlegs sjálfsmatsins og auðmjúkur játning. Sálmarnir 32:2 segir, "Já, hvaða gleði fyrir þá sem taka upp Drottin hefur hreinsað af sektarkennd, sem líf er lifað í algjörri heiðarleika!" (NLFÍ)

Þegar við getum samið heiðarlega við vandamál okkar, getum við byrjað að fá hjálp. The handbók veit að við munum andlit vandamál og handbók (Biblían) er tól og skilaboð sem við þurfum.

Þegar þú ert að sigrast á kvíða, streitu og missi, meira en nokkru sinni fyrr, þarftu að snúa sér til Guðs. Hann er alltaf hjálp þín á tímum vandræða. Biblían mælir með því að taka allt til hans í bæn.

Þetta vers í Philippians býður upp á huggandi loforð um að eins og við biðjum, hugur okkar verður verndað af óvægnum friði:

Ekki vera kvíða um neitt, en í öllu, með bæn og bæn , með Þakkargjörð , kynna beiðnir til Guðs. Og friður Guðs, sem tekur allan skilning, mun verja hjörtu ykkar og huga ykkar í Kristi Jesú. (Filippíbréfið 4:6-7, NIV)

Guð lofar að veita okkur frið umfram getu okkar til að skilja. Hann lofar einnig að skapa fegurð úr öskustónni í lífi okkar, er við uppgötvum að vonin kemur frá missi og gleði uppsprettur frá tímum brokenness og þjáningar. (Jes 61:1-4)

Hér eru bara örfá dæmi um streitulétta versum Biblíunnar:

2 Pétur 1:3
Guðlegur kraftur hans hefur gefið okkur allt sem við þurfum til lífs og guðleikans með þekkingu okkar á honum, sem kallaði okkur af eigin dýrð og góðvild. (NIV)

Matt 11:28-30
Þá sagði Jesús: "komið til mín, allir sem
74

eru þreytist og bera þungar byrðar, og ég mun gefa yður hvíld. Taktu eftir þér. Leyfðu mér að kenna þér, því að ég er auðmjúkur og blíður, og þú munt finna hvíld fyrir sálir yðar. Því að minn berustykki passar fullkomlega og byrðin sem ég gef þér er ljós. " LANDGRÆÐSLUNNAR

Jóhann 14:27
"Ég er að yfirgefa þig með gjöf--friður hugans og hjarta. Og friður sem ég gef er ekki eins og friður sem heimurinn gefur. Svo ekki vera vandræðalaust eða hrædd. " (Nlfí)

Sálmarnir 4:8
"Ég mun leggjast í friði og sofa, því að þú ein, ó DROTTINN, mun halda mér öruggum." LANDGRÆÐSLUNNAR

Þú þarft að kynnast þessum eða öðrum eins ritningum og vera fær um að deila þeim með vinum þínum.
Vinsamlegast athugið að góði læknirinn hefur mörg verkfæri til að nota í hversdagslegu lífi.
Vinur sagði eitt sinn, "Ég finn að það er nánast ómögulegt að vera stressaður og lofa Guði á sama tíma. Þegar ég er að stressa, byrja ég bara að lofa og álagið virðist bara fara í burtu. "
Lof og tilbeiðsla mun taka huga okkar af okkur sjálfum og vandamálum okkar og leggja áherslu á Guð. Þegar við byrjum að lofa og

tilbiðja Guð, þá virðast vandamál okkar vera lítil í ljósi largeness Guðs. Tónlist er líka róandi fyrir sálina. Næst þegar þú finnur fyrir stressi, reyndu að fylgja ráðleggingum vinar míns og sjáðu hvort streitan þín byrji ekki að lyfta.

Lífið getur verið krefjandi og flókið og við erum alltof viðkvæm í okkar mannlegu ástandi til að flýja Óhjákvæmilegar vígslur með streitu. Samt fyrir kristna, streita getur haft jákvæða hlið líka. Það er kannski fyrsti vísir sem við höfum hætt eftir Guði daglega fyrir styrk.

Við getum leyft streitu að vera áminning um að líf okkar hefur gengið í burtu frá Guði, viðvörun um að við þurfum að snúa aftur og loða við rokk hjálpræðis okkar.

Viðauka

Mér finnst frábært að bóka nokkrar áhugaverðar hugsanir og ýmislegt fyrir þig til að hugsa um eins og við ályktum þetta verkefni.

Ef ég hef skoðun öðruvísi en þín, er það að gera mig rétt og rangt? Nr. ég er að miðla því hvernig orðið nær mér.

Það eru margir tímar sem orðið kunna að hafa ólík skilaboð með sömu orðunum. Þess vegna er handbókin mjög mikilvæg mér, og ætti að vera til þín
Einnig.

Ég mæli með að finna biblíulega þýðingu

sem þú ert
sátt við og eyða tíma daglega í orðinu. Þú munt
uppgötva heilsufarsbætur frá þessu.

BOÐORÐIN TÍU

Ég vil endilega lista þessa og snerta á
þessum sem heild. Ég hef heyrt skoðanir á
þessum og ég verð að gefa tveimur sent mitt
virði.

1Engir aðrir guðir á undan mér.
"Þú skalt ekki hafa aðra Guði á undan mér."
-Exodus 20:3
Með því að skoða fullveldi hans og góðvild
(samanber 2),   er okkur boðið að hafa
enga aðra Guði fyrir   Drottni.

2Þú skalt ekki gera fyrir þig útskorið
myndmynd. "Þú skalt ekki gera fyrir þig
útskornum mynd..."
-Exodus 20:4
Fyrsta og annað boðorð fara hönd í hönd,
bæði leggja áherslu á þörfina á að gefa
tilbeiðslu okkar eingöngu til hins eina sanna
Guðs. Ísraelsmenn brjóta þetta boðorð og iðka
sína eigin graven ímynd, gullkálfar, jafnvel áður
en Móse kom niður af fjallinu.

3Þú skalt ekki taka nafn Drottins Guðs þíns
til einskis.
"Þú skalt ekki taka nafn Drottins Guðs þíns

til einskis..."
-Exodus 20:7

Að taka nafn Guðs til einskis er að nota það á auðan eða merkingarlausa hátt. Vegna þess að "það er ekkert annað nafn undir himni sem er gefið meðal manna, sem við verðum að vera vistuð," verðum við að gæta þess að fara fram á nafn Guðs með heiðri og lotningu (Post 4:12).

4Munið hvíldardaginn.
"Munið hvíldardaginn, til að halda honum heilagan."
-Exodus 20:8

Í visku og náð, bauð Guð fólki sínu að virða vikulegan hvíldardag. Hvíldardagurinn var að koma fram í líkingu við eigin verk Guðs í sköpun (Exod. 20:11), auk endurnærandi vinnu hans (Deut. 5:15).

5Heiðra föður þinn og móður þína. "Heiðra föður þinn og móður þína..."
-Exodus 20:12

Fimmta boðorðið er að endurtaka sig af Páli postuli sem lýsir því sem "fyrsta boðorðið með loforði" (Eph 6:2). Heiðra Guð þýðir að heiðra það vald sem hann hefur sett í lífi okkar.

6Þú skalt ekki

myrða. "Þú skalt
ekki myrða."
-Exodus 20:13
Að taka mannlífið er sérstaklega bannað.
Jesús vandar þetta boðorð í prédikun á fjallinu,
sem opinberast að synd morð hefst í hjarta
(Matt 5:21-22).

7Þú skalt ekki drýgja hór.
"Þú skalt ekki drýgja hór."
-Exodus 20:14
Helgun   hjónabands   er   veitt
eftirtektarverðari   hvarvetna   í   ritningunum.
Kristur minnir okkur á Matthew 5:27-30 að
hjónabandið verður að vera varið af kostgæfni.

8Þú skalt ekki
stela. "Þú skalt
ekki stela."
-Exodus 20:15
Þjófnaður er Bannaður af Guði. Þess í
stað, við erum að vera efni   með það sem við
höfum og treysta Guði til að veita öllum okkar
þörf í Kristi Jesú (1   Tim. 6:6; Phil. 4:19).

9Þú skalt ekki bera falskt vitni.
"Þú skalt ekki bera ljúgvitni gegn náunga
þínum."
-Exodus 20:16
Heiðarleiki verður alltaf að einkenna tal
okkar og   framkomu. Að bera falskt vitni gegn
nágranni okkar er affront heilagur Guð

sem er sjálfur "sannleikurinn og lífið" (jóh 14:6).

10Þú skalt ekki covet.
"Þú skalt ekki covet... allt sem er náunga þíns. "
-Exodus 20:17
Guð hefur lofað að uppfylla allar þarfir okkar, bæði andlega og líkamlega, og við ættum því að vera efni með hvað sem hann hefur veitt (Phil. 4:19; Matt. 6:33; Heb. 13:5).

Hvað með útgáfu krakka? Börnin þín þurfa að þekkja raunveruleg boðorð með tungumáli sem þau geta skilið og tengst.
Jesús sagði alltaf "leyfið börnunum að koma til mín." Skylda þín ef þú ert fullorðinn er að muna það sem Jesús sagði og hvetja þá til að sjá Jesú.
Góði Læknirinn er að gefa þér mikla ábyrgð hér.

Eitthvað sem ég vil segja um Boðorðin tíu er eitthvað sem ég trúi eindregið á.
Ég hef heyrt tilvísun í 10 boðorð nútímaheimsins. Í dag útgáfu af 10

Boðorðunum. þær voru nútímalegar þegar þær voru skrifaðar. Þau eru alveg eins nútímaleg í dag. Aldrei ætti að breyta orðinu þannig að það henti hvaða atburðarás sem er. Orðið er orðið og á aldrei að breyta því.

Góði Læknirinn er ekki nokkur gamall maður sitjandi á veröndinni í klettastól. Kannski gerir hann það í tilefni en hann er jafn sterkur og unglegur plús eldri allt á sama tíma pakkað í einn.

Ætlarðu ekki að kenna honum neitt? Skilur hann Internetið og hlutina eins og HTML kóðun? Ef það væri mikilvægt að hann Já. Ef ekki mikilvægt að hann þá mun hann spara það fyrir regndag.

ÁHUGAVERÐAR STAÐREYNDIR um GÓÐAN lækni

Matarvenjur

Jesús borðaði brauð sem hefur verið algengur matur víða um sögu. Hann át einnig hreint kjöt eins og lambakjöt og fisk. Hann borðaði líka egg því hann sagði eitt sinn egg eru góð gjöf. Gamla testamentið segir að Jesús myndi borða smjör og hunang og einnig át seyði fisk og honeycomb.

#2: Carpenter eftir Atvinnugrein

Jesús var þekktur fyrir að vera Smiður og þetta bendir til þess að hann ólst ekki aðeins upp í húsi Carpenter en hann vann einnig þar nógu lengi fyrir fólk til að kynnast honum sem Smiður.

#3: Fæðingardagur
Engin skráning er á fæðingardegi hans en er Almennt haldin 25. desember á hverju ári. Margir fræðimenn segja að hann hafi fæðst einhvern tíma í vetur eða snemma vors.

#4: Jesús og frændi hans
Jóhannes skírari var annar frændi Jesú. María (móðir Jesú) og Elisabeth (móðir Jóhannesar) voru náfrændur. John var um 6 mánuðum eldri en Jesús. Þau voru mjög líkleg til að vera saman á æskuárum sínum og jafnvel eins og ungir menn alast upp.

#5: fjölskyldan
Jesús átti nokkra hálfa bræður og systur. Að minnsta kosti voru sumir bræður hans skírð James, joses, Simon og Judas en það var ekkert nafn á systur hans í Biblíunni.   Að fara eftir sögunni segir að James hafi orðið yfirmaður kirkjunnar í Jerúsalem.

#6: ástríðufullur hlið hans
Biblían sýnir sumir af mjög ástríðufullur tjöldin frá lífi Krists. Hann olli því að fallið var frá peningastránum í musterinu og var flutt til táar

við fréttir af dauða Lazarusar.

#7: maður sem hjálpaði Jesú

Það var maður conscripted að hjálpa Jesú bera krossinn upp til Golgata var Simon. Þessi maður var frá Cyrene sem var einnig kallaður Níger. Hann var frá landi Líbíu. Símon átti tvo syni sem þekktu til fyrstu kirkjunnar.

#8: Jesus sang á krossinum

Gyðingar sungu alltaf sálma og voru þeir sungir í heild sinni. Það er fundið út að Jesús vitna sálum á myrkasta klukkustund á Golgata.

#9: lærisveinar lærisveina

Á fyrstu öld, þegar drengur náði snemma tánum var hann talinn vera karlmaður. Frægur fræðimaður heldur því fram að allir tólf lærisveinarnir hafi verið á táningsárum.

#10: ilmkerti

Rétt fyrir andlát sitt, Mary of Bethany smurði Jesú með sterkum ilm. Þegar hann var tekinn niður af krossinum þá var að sterku ilmvatni var úðað á hann og magn ilmvatnsins var það sama og þessi á kónginum. Svo þegar hann reis upp frá dauða sínum var hann ilmandi. Sálmur er líka að spá í það spámannlega.

Önnur áhugaverð staðreynd um Jesú Krist var að hann var húsbóndi í kaldhæðni og álfa sem við getum vitnað frá mörgum orðum hans. Þar sem við lifum í 21st Century, tekst okkur auðveldlega að taka eftir notkun húmor sem Jesús notar reglulega. Jesús lauk sögu Ísraels og hann aftur spilaði það niður í smáatriði.

Meira...........

1. Jesús fékk nafn sitt frá engli Guðs, sem sagði Joseph að María væri þunguð af heilögum anda og ekki af mönnum. Joseph ætlaði að skilja Maríu, en engillinn sagði honum að gera þetta ekki, og að nefna barnið Jesú.
2. Jesús var nokkuð algengt nafn í fyrri helmingi fyrstu aldar A.D. Það merkir í hebresku: " Guð bjargar" .
3. Jesús hafði ekki eftirnafn eins og okkur í 21st öld. Kristur er ekki eftirnafn hans, en titill sem þýðir " hinn smurði" .
4. Þó að milljónir manna fagna fæðingu Jesú 25 desember, flestir fræðimenn eru sammála um að hann var ekki fæddur á þeim degi. Afmælið hans er fagnað í desember því að það var stefnumót gyðinga á hátíðinni Lights, sem heitir Hátíðin Hanukkah, sem féll á 25 til 30 Kislev. Enginn veit í raun nákvæmlega hvenær Jesús fæddist. Sumir fræðimenn telja að Jesús megi hafa fæðst í vor eða sumar.
5. Biblían segir ekki hversu margir vitur menn komu til að sjá Jesú. Hefðbundinn fjöldi

af þremur kom um vegna þess að þrjár gjafir eru nefndar.

6. Stjarnan í Betlehem var líklegast stjarnfræðilega tálgun satúrnusar og Júpíter. Orðrómur hefur það að stjarnan gæti verið Nova eða ný stjarna; gamanmynd; eða aðlaga af Júpíter með stjörnu regulus.

7. Fólk hefur verið að nota "Xmas" síðan 1500s. Ef þú segir "Xmas" Ertu ekki að taka "Krist" úr "jólunum". Í grísku, "X," eða Chi, er fyrsta bréfið um Krist nafn.

8. Hinir vitru menn mega ekki hafa kynnst Jesú sem nýfætt. Margir fræðimenn telja að þeir hafi komið þegar Jesús var á milli 1 og 2 ára. Þegar þeir komu, segir Biblían að þeir heimsóttu Jesú á heimili fjölskyldu hans, ekki á stað fæðingu hans.

9. Eftir að vitringarnir brugðust við til að tilkynna til hans um fæðingu Jesú, gaf Heródes fyrirmæli um að drepa alla strákana í Bethlehem og nágrenni þeirra sem voru yngri en 2 ára. Sérfræðingar áætla að milli 7 og 20 börn voru myrt á þessum fjöldamorðunum.

10. Jesús var fyrsta og eina barnið sem fæddist til Meyja og var eini mannanna til að lifa Einlægri lífi.

11. Bethlehem, Fæðingarstaður Jesú, þýðir "Hús af brauði."

12. Þið þekkið þann vettvang sem við sjáum oft hvar Joseph og ófrísk María eru að fara til Betlehem og Joseph er að ganga á

meðan hann leiðir asna sem Mary ríður á? Biblían segir aldrei María var að ríða asna (hún kann að hafa gengið).

13. Jesús var ekki hvítur, eins og flestar andlitsmyndir af honum hefði okkur trúað. Biblían lýsir Jesú jewishness, sem þýðir að hann hafði líklega ljós til dökk brúnn húð.

Niðurstöðu

Rannsóknin mín dregur aðeins eina mögulega niðurstöðu, að Jesús var og er góður læknir. Enginn getur ágreiningur hver hann var. Þú gætir haft spurningar um hann en það gæti leitt til rannsókna og þekkingar um hann, en auðkenni hans ætti aldrei að vera yfirheyrður. Nokkru sinni.

Að lesa mín eigin orð endurstaðfestir trú mína á góðan lækni. Ég setti fram til að hjálpa þér en ég hef kannski verið að prédika fyrir mér prédikun í kór hugmyndafræðinni.

Kannski er það gott orðalag.

Ef eitthvað skrifað hér hefur hjálpað þér vil ég heyra frá þér.

Félagi þinn í teymi góðs læknis..........
Jks1227@yahoo.com